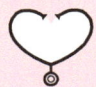

Let's ask a doctor mental health

心のお医者さんに聞いてみよう

ゲーム依存からわが子を守る本

正しい理解と予防・克服の方法

精神科医
周愛巣鴨クリニック院長
花田照久 監修

社会福祉士・精神保健福祉士
八木眞佐彦 監修

大和出版

はじめに

2019年、WHOがゲーム症（障害）を正式な疾患と認定したこともあり、日本でもネットゲーム依存への関心が高まっています。

厚生労働省の統計では、スマホやゲームに依存する中高生は93万人にのぼるとされ、思春期のお子さんをもつ親御さんのなかには、不安に感じていらっしゃる方も多いでしょう。

たしかに、ネットゲームに没頭して日常生活に支障をきたす子どもは増えつつあり、大人は、なんとかして子どもからゲームをとり上げようと躍起になっています。

けれども、ネットゲームは依存症の形であって、原因ではありません。ゲームやネットを無理やりとり上げても、根本的な原因をとり除かなくてはなんの解決にもならないのです。

子どもを依存に向かわせるのは、心の苦痛です。多くの子どもは家庭や学校に居場所がなく、孤立に苦しんでいます。いわばゲームは、心に悩みを抱える子どもが生きのびるのに必要な「心の杖」ともいえるのです。子どもがネットゲームに没頭したら、心のSOSのサインだと受け止めてみましょう。

本書を通して、ひとりでも多くの方が子どものSOSに気づき、依存状態を脱し、ご家族に笑顔が戻ることを祈っています。

周愛巣鴨クリニック院長　精神科医
花田照久

精神保健福祉士　社会福祉士
八木眞佐彦

＊本書における「ゲーム」とは、インターネット、及びインターネットに接続して行う依存性の高いゲームを指すため、「ネットゲーム依存」という名称を使っています。

CONTENTS

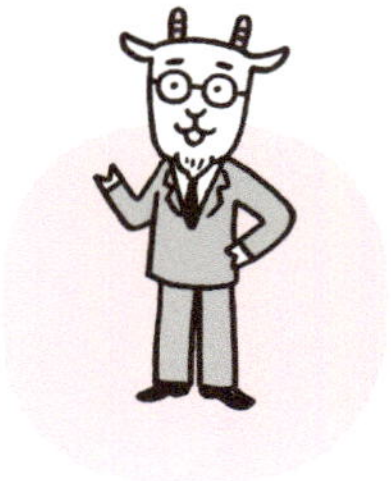

Part2

誰にも助けを求められない！ 依存を招く心のSOSに目を向ける……29

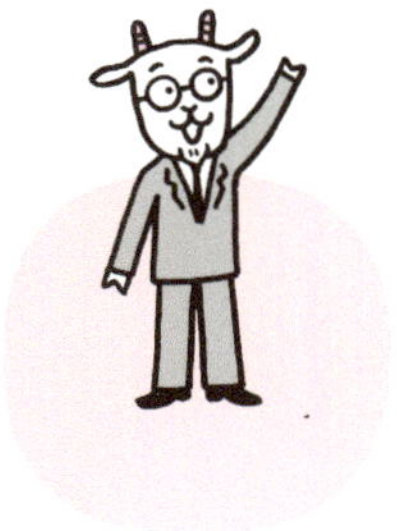

CONTENTS

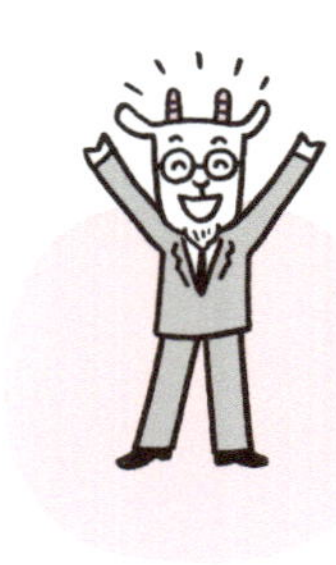

デザイン●酒井一恵
イラスト●坂木浩子

Part 1

家庭環境が子どもを依存に向かわせる！

自分の意思ではやめられない ネットゲーム依存のサイクル

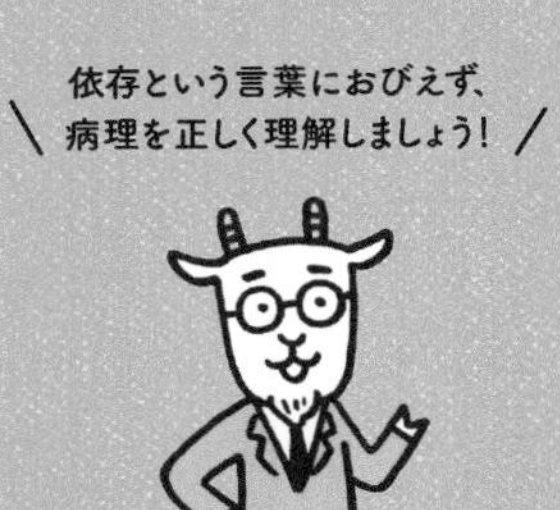
依存という言葉におびえず、
病理を正しく理解しましょう！

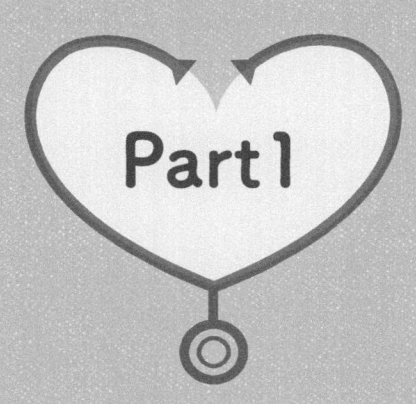

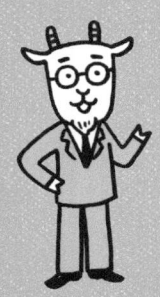

スマホ、パソコンを放さない……。うちの子、ゲーム依存症？

生活に支障が出ると「好き」を超えて「依存」

注意しても、叱っても、スマホやパソコンに向かい、目の色を変えてゲームをやり続けるわが子。ただのゲーム好きでは済まないような怖さを感じる親もいるでしょう。本人の意思ではやめられない依存状態なのかどうかは、日頃の言動の異変や、生活への支障の有無で推しはかることができます。

生活リズムは正常？

□ **朝、起きられない**

ネットゲームによる昼夜逆転。自律神経のバランスを崩すことで立ち上がるときに立ちくらみなどを起こす起立性調節障害で起きられない子も。

□ **不登校・ひきこもりぎみ**

学校に行けず、自室に閉じこもり6か月以上経過すると「ひきこもり」と呼ばれる。同じタイミングでネットゲーム依存になるケースが多い。

ゲームをしていないときの様子は？

□ **いつも時間を気にしている**

現実社会よりもネットゲームの世界に比重が置かれ、その世界のなかのタイムスケジュールや人間関係に縛られ、時間を気にする。

□ **不安そうで、イライラしている**

依存が始まると、スマホを手にしていないときに、不安そうな表情になる。ソワソワしたり、イライラしたりしやすくなる。

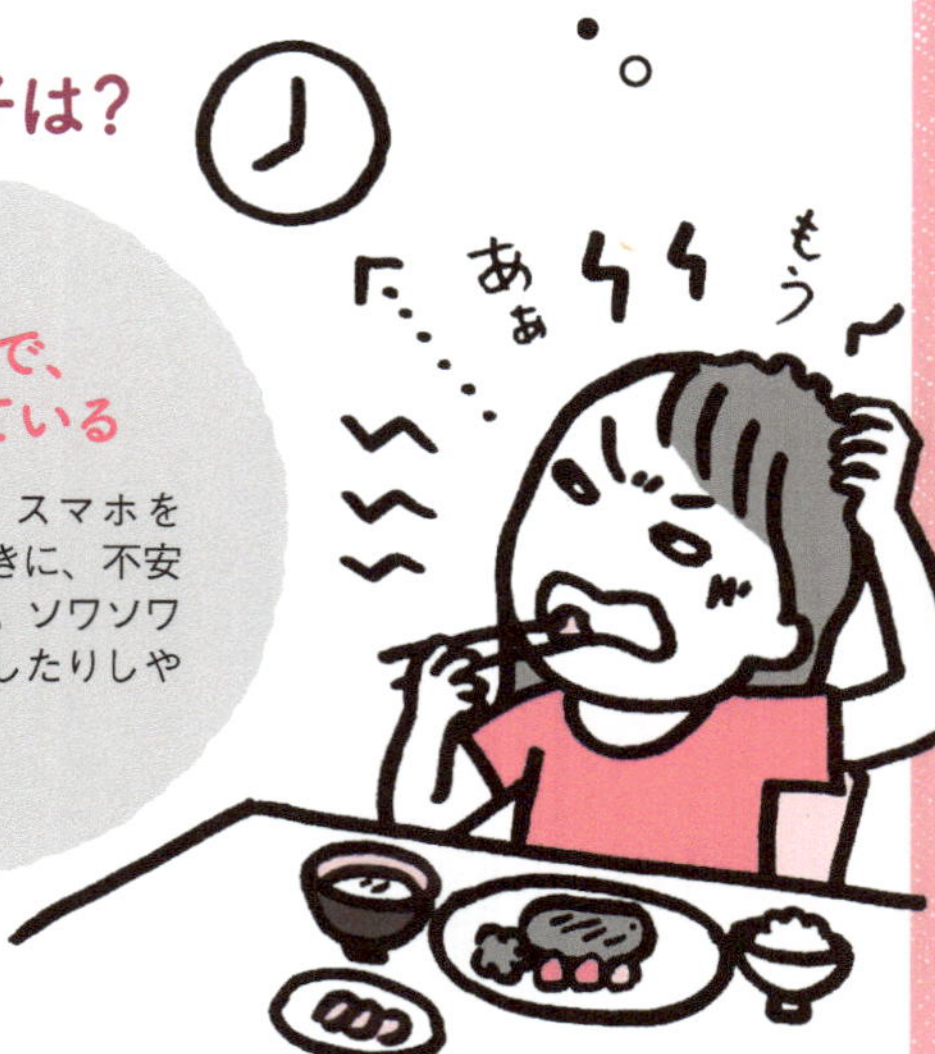

体調はどう？

□ **すぐおなかを下してしまう**

腸内環境がわるく、ストレスが加わることで便通が不安定になる過敏性腸症候群を抱えている子どもが多く見られる。

□ **食べた後にトイレにかけ込む**

食生活のバランスを崩していることも。女性の場合、過食と嘔吐をくり返す過食症タイプの摂食障害が見られる。

お金の使い方に変化は？

□ **親の財布からお金を抜くことがある**

ネットゲーム内で、おこづかいを超えた課金をしている可能性がある。お金をせびる、黙って財布から抜く、暴力などの行為が見られることも。

へんな癖はない？

□ **体が勝手にふるえるチック症状が出る**

ネットゲームから離れているときは、緊張が強まり、筋肉が無意識に動き、ふるえが起こるチック症状が見られることがある。

□ **髪の毛をむしることがある**

抜いてはいけないと思っていても、自分の髪の毛を引き抜いてしまう抜毛症。チクッという刺激を求めて、やめられなくなる子どもが多い。

□ **リストカットをくり返している**

カッターナイフなどで自分に傷をつける自傷行為をくり返す。手首など見えるところではなく、衣類で隠れる肩などにつける子どもも。

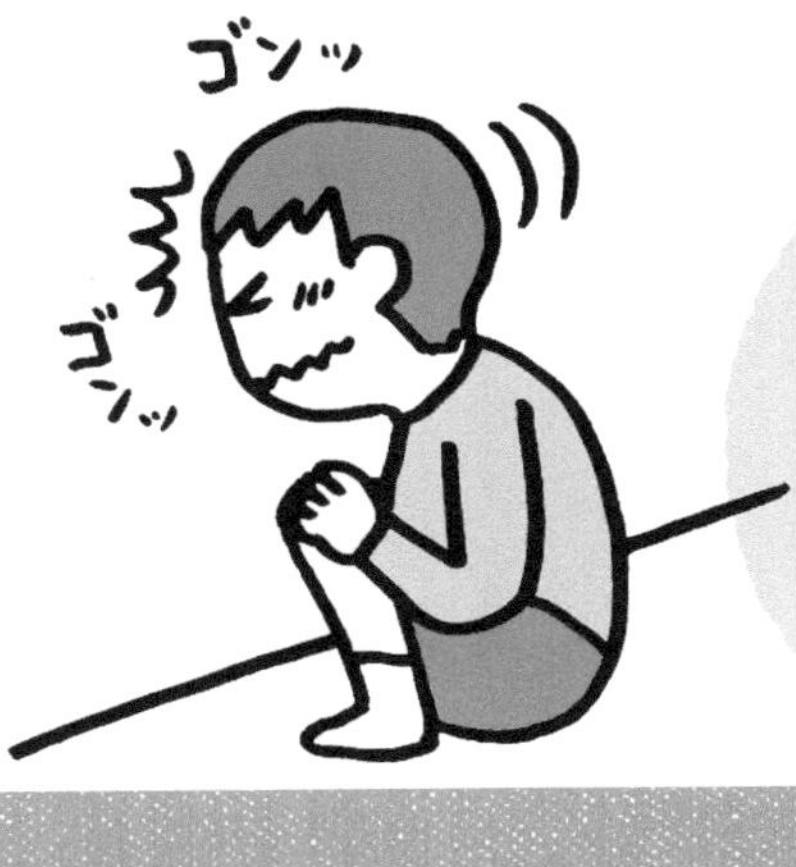

□ **壁に頭を打ちつけたり、自分で頭をたたいたりすることがある**

自傷行為のひとつ。ストレスがたまったとき、過去のいやなできごとを思い出したときにやることが多い。

子どもがとり組む

ネットゲームだけに夢中になりすぎていない？

2017年、厚生労働省は下の質問を6万4417人の中高生に行い、ネット依存について調査しました。その結果、ネット依存が疑われる中高生は5年間でほぼ倍増し、全国で93万人にのぼると推計されました。

あなたも、当てはまるものがないかチェックしてみましょう。「ネット」には、オンラインのネットゲームも含まれます。5個以上当てはまると、依存の疑いがあります。3～4個なら今後、依存に進む可能性も。親や先生に相談できないときは、相談機関を頼ってみましょう（P58参照）。

ネット依存に関する8項目の質問と『当てはまる』と答えた人の割合（高1）

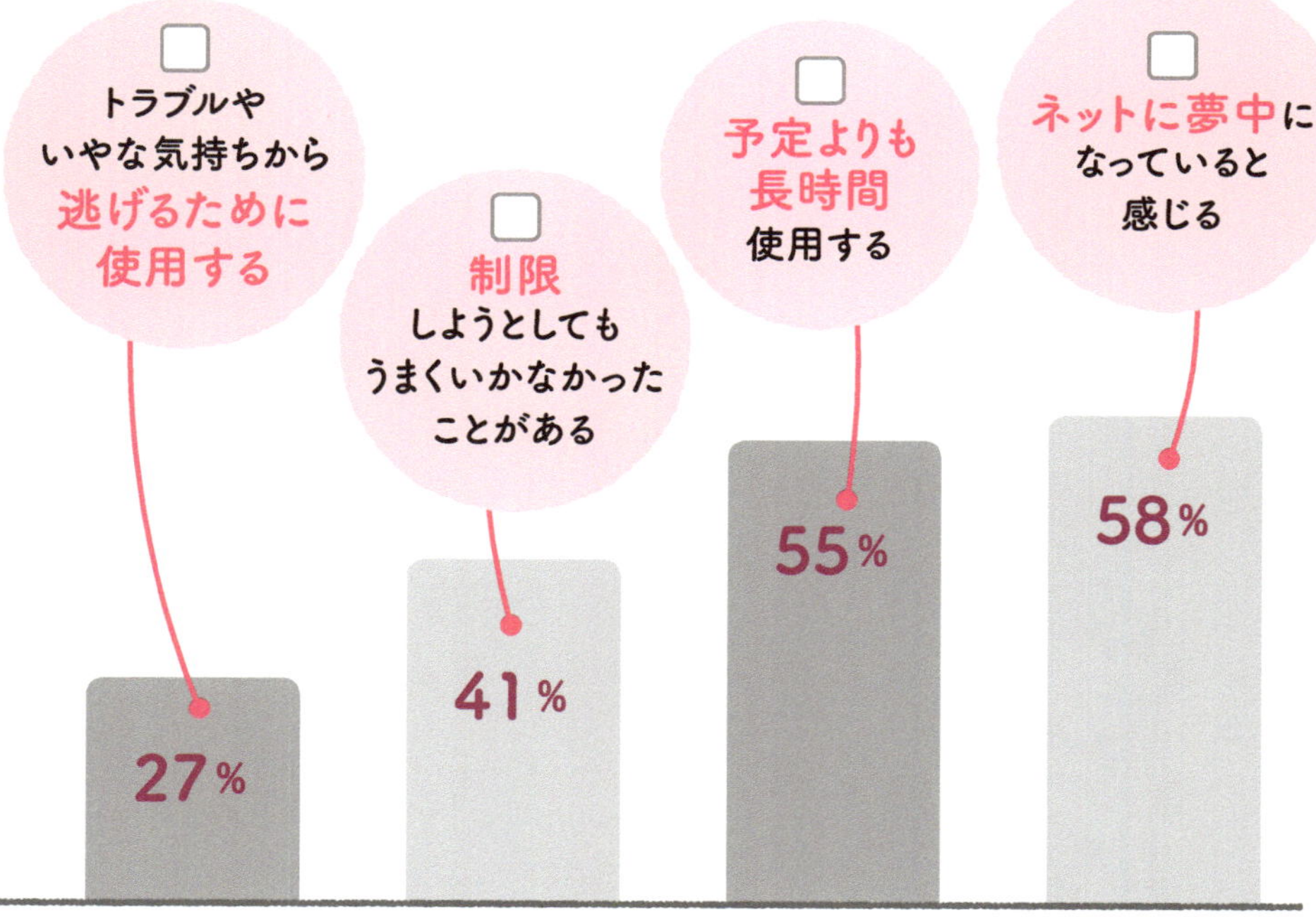
トラブルやいやな気持ちから逃げるために使用する
27%
制限しようとしてもうまくいかなかったことがある
41%
予定よりも長時間使用する
55%
ネットに夢中になっていると感じる
58%

こんなことないかな…？

ゲームが終わらなくて、
部活行けなくて、
結局退部しちゃった
スマホが
手元にないと、
気持ちわるくなる
昨日の
ゲームのことを
つい思い出しちゃう
あと5分、
あと10分だけ、
と思うんだけど……
今日はやらないように
しようって、
Wi-Fi切ろうと
思うんだけど、無理

5項目以上該当すると
依存の可能性があります

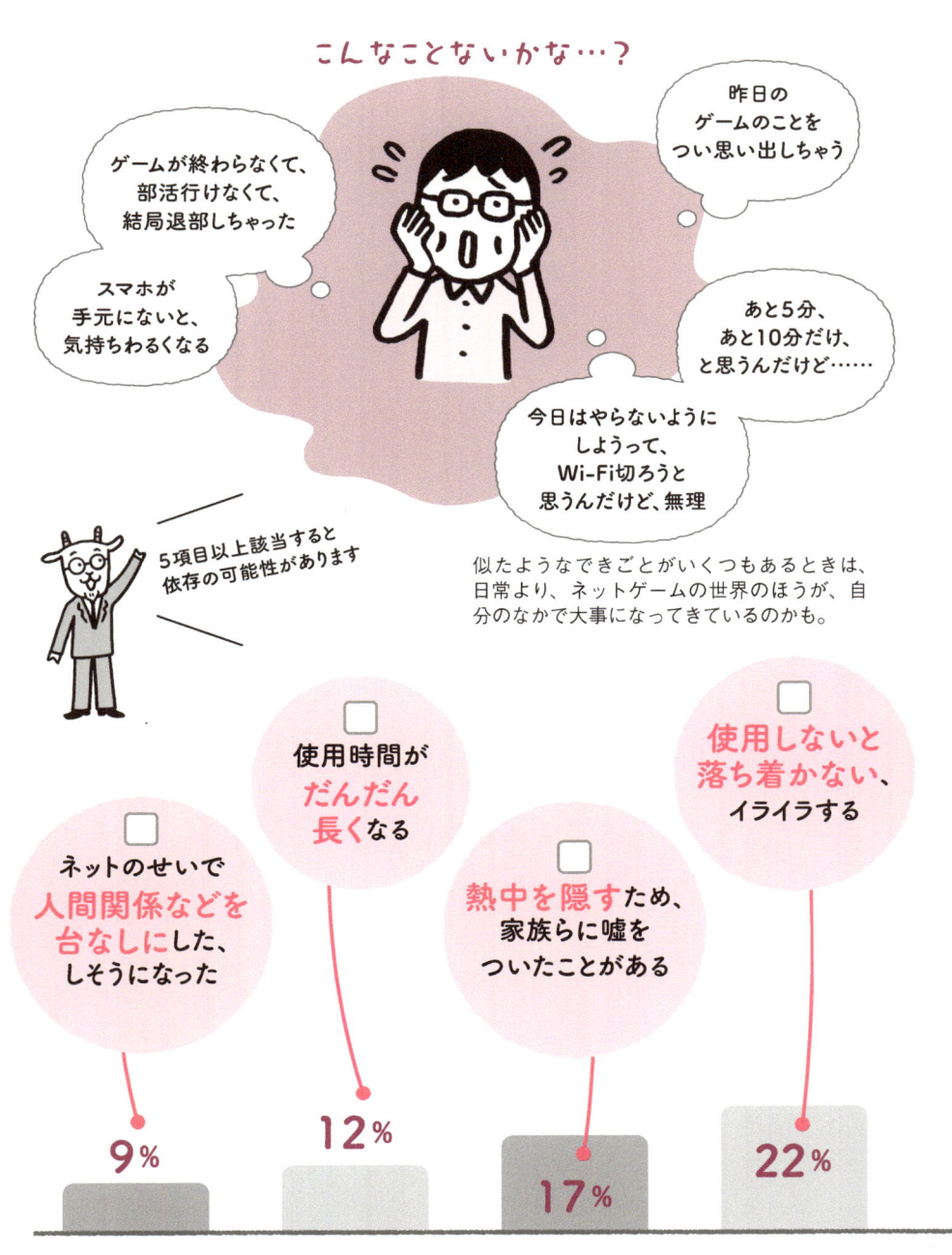

似たようなできごとがいくつもあるときは、日常より、ネットゲームの世界のほうが、自分のなかで大事になってきているのかも。

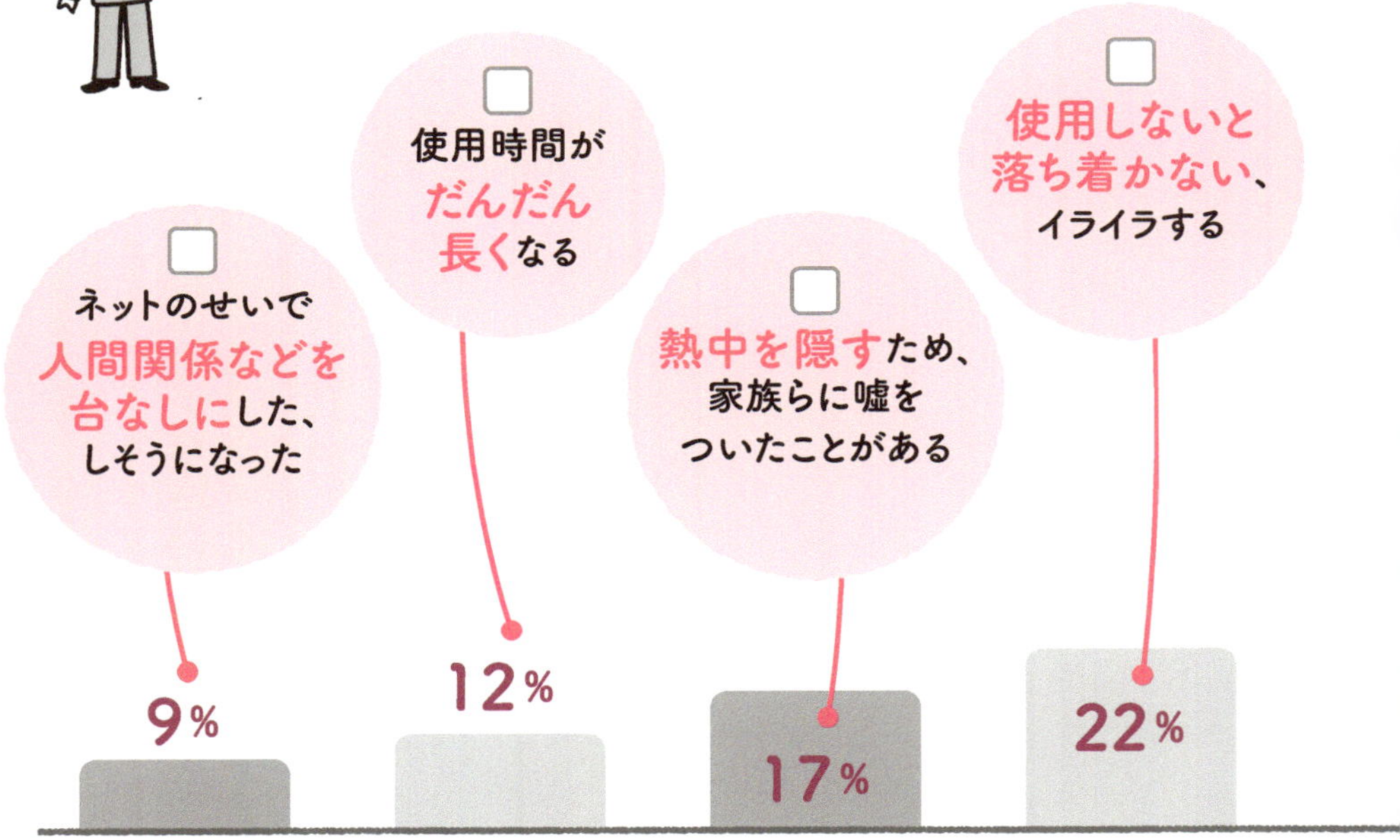
ネットのせいで
人間関係などを
台なしにした、
しそうになった
9%
使用時間が
だんだん
長くなる
12%
熱中を隠すため、
家族らに嘘を
ついたことがある
17%
使用しないと
落ち着かない、
イライラする
22%

（厚生労働省研究班調べ、2018）

ダメ人間だから依存するわけではない。孤立感、不安、自己否定感などが影響

手近にあり夢中になれるからハマる

ネットゲームをやり続けるのは、ネットゲーム自体が悪だからでも、また、わが子がダメな人間で心が弱いからでもありません。家庭や学校で孤立感を深めたり、人とコミュニケーションがとれずにストレスを感じていたりすると、手近で夢中になれるネットゲームで発散し、次第にやめられなくなるのです。

ゲーム依存の3つの要因

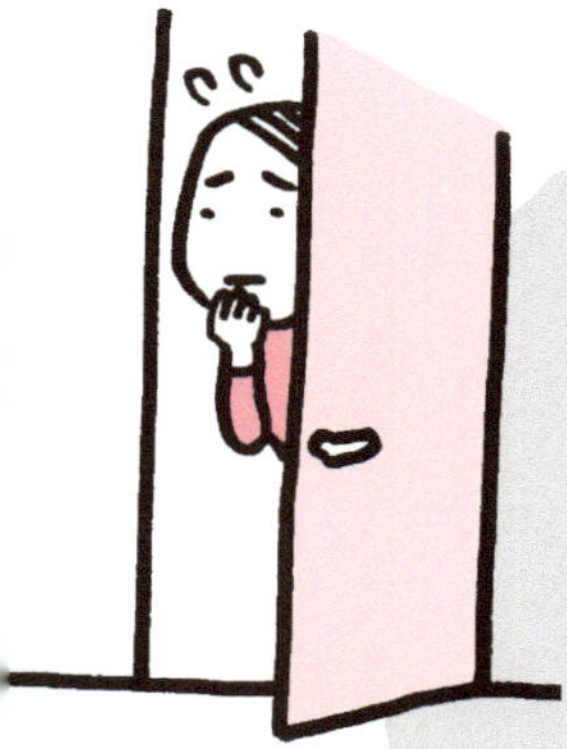

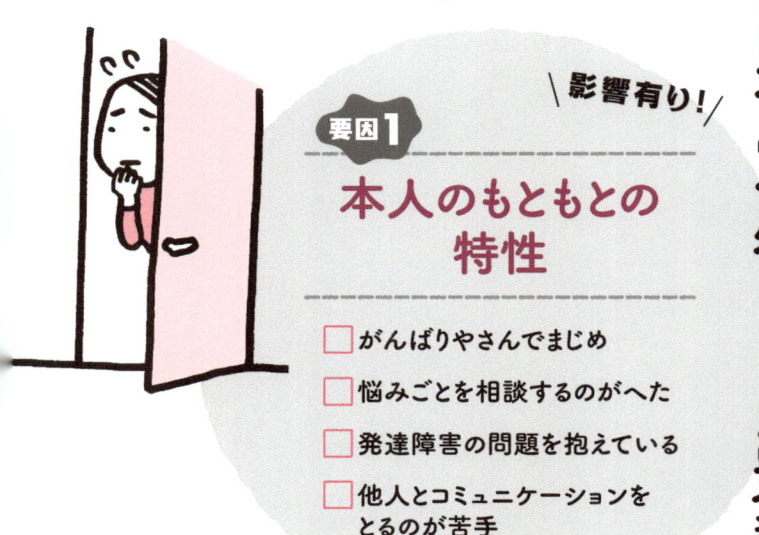

＼影響有り！／

要因1

本人のもともとの特性

- □ がんばりやさんでまじめ
- □ 悩みごとを相談するのがへた
- □ 発達障害の問題を抱えている
- □ 他人とコミュニケーションをとるのが苦手

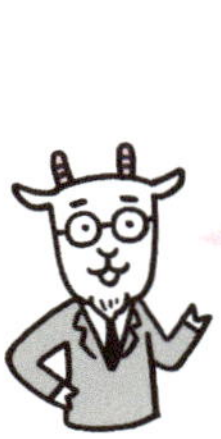

まじめで悩みを抱えながら、人に相談できなかったり対人関係が苦手だったりすると、心のモヤモヤをゲームによって、解消しようとしがちです。発達に凹凸のある特性で悩んでいることも(P42 参照)。

影響大!!

要因2

学校、家庭での孤立感

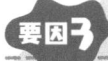

- □自信を失くすようなできごとがあった
- □過去になにかしらのトラウマを抱えている
- □世のなかに対する不信感を抱いている
- □被害者感情をもっている
- □死にたいという願望が強い

　家庭や学校で「ダメな奴」扱いされていたり、漠然とした不信感や被害者感情をもつ子も。ゲームをしていると孤独が癒やされ、自信も回復していくため、どんどん入り込んでしまいます。

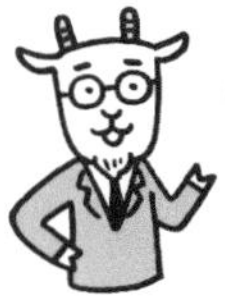

要因3

ゲーム自体のおもしろさ

- □ゲーム自体が手近な娯楽である
- □オンライン上にゲーム仲間がいる
- □ネットにつながることで知的好奇心が満たされる
- □ゲームのしくみ自体に継続をうながすしかけが施されている

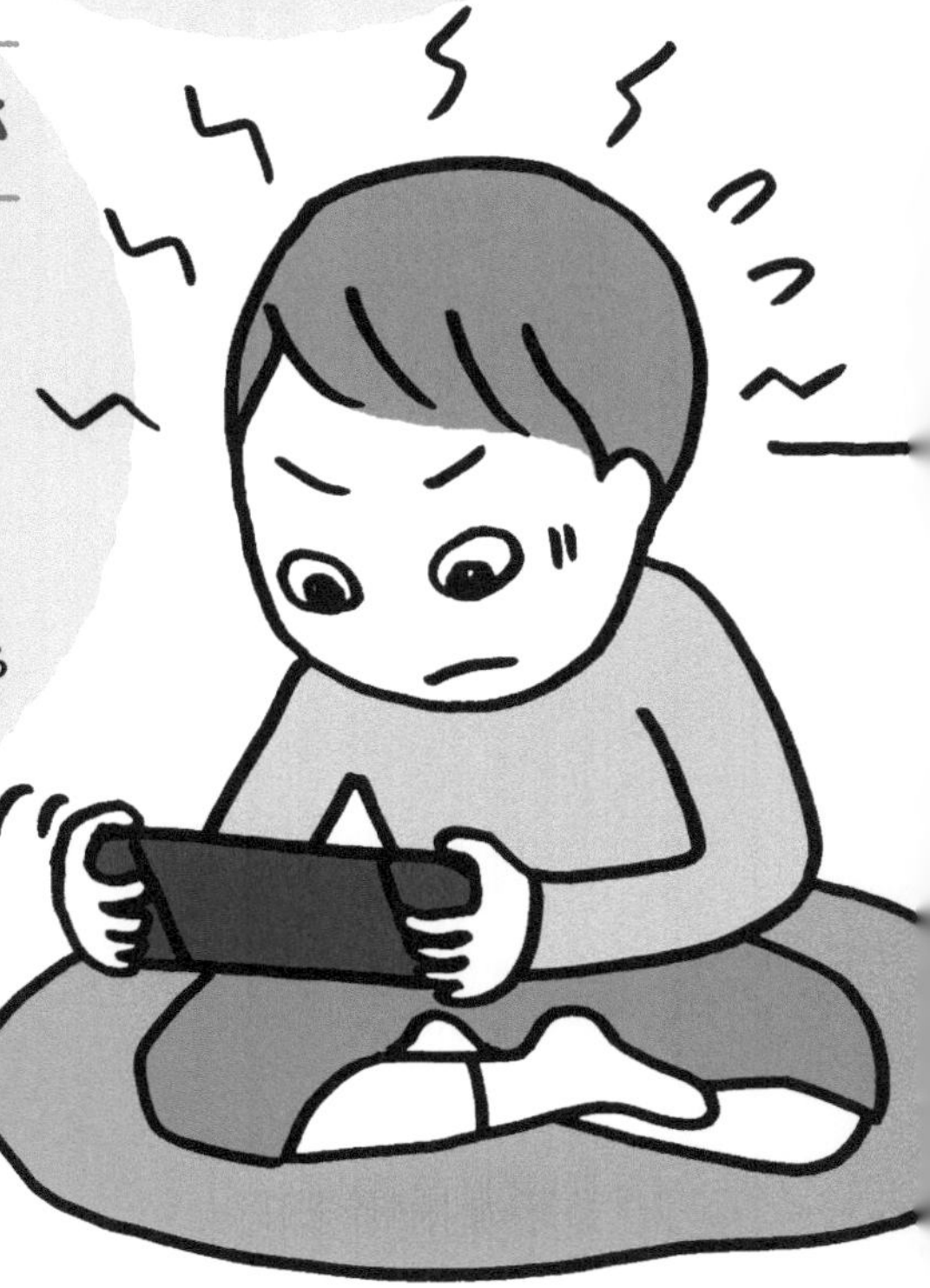

　手軽なうえに、興味を持続させる巧みなしかけが施されています。また、日々更新される膨大なネットの情報により知的好奇心が満たされます。オンラインで仲間と交流できる魅力も。

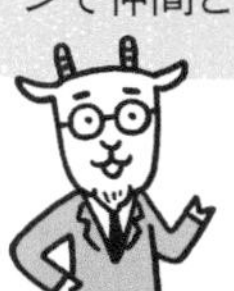

いじめや叱責によりつまずき、ひきこもり、ゲームにハマる

現実社会の居場所のなさから逃げる手段

ネットゲーム依存は、心の苦痛が表に現れた姿です。根底にあるのは、いじめ、暴力や暴言、両親間のモラハラ（精神的な暴力）などによる生きづらさ。追い詰められ、学校にも家庭にもいたくなくなり、ひきこもり、ゲームの世界に自分の居場所を求めるようになります。

根底にある問題

いじめ

学校などで無視されたり、暴力をふるわれたりしている可能性も。発達障害の子どもの場合、コミュニケーションが苦手なことからいじめの対象になりやすい。

大人からの批判・支配

親や教師など周囲の大人が、批判的な物言いをしたり、支配的な態度で接したりしていると、子どもは頼るものを失ってしまう。

依存の子どもにとくに多い

発達障害

発達の凹凸が見られ、得意・不得意の差が激しい。親や教師が、彼らの得意を伸ばすような適切なマネジメントができないと、二次的なトラブルに発展。

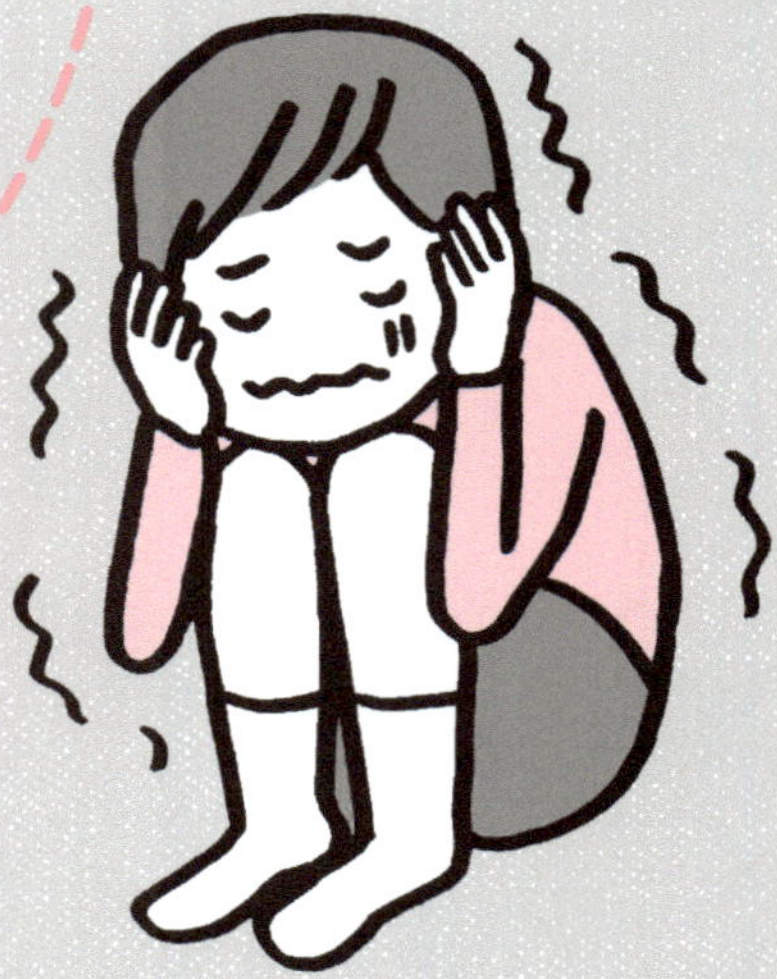

表面化

ネットゲーム依存

根底に生きづらさがある。心的苦痛を紛らわすもっとも手軽な手段としてネットゲームを使っている。

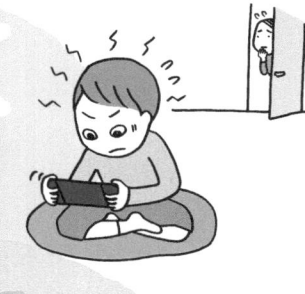

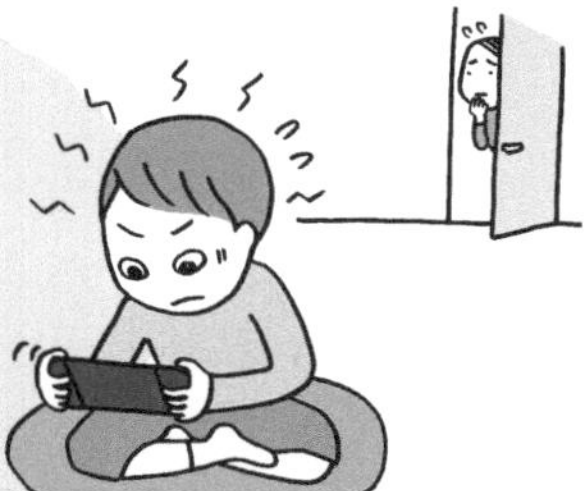

↑

不登校　ひきこもり

学校や家庭に居場所を見出せなくなり、学校に行かない不登校や、自宅にこもりきりの状態におちいる。

↑

本人の生きづらさ

虐待

暴力をふるったり、冷酷な態度で接したりすると、子どもは心身ともにダメージを受け、世のなかに不信感を抱くようになる。

暴力被害

子どもに対して、殴る、けるなどの暴力をふるう。

教育虐待

お受験を強要したり、苦手な科目にダメ出ししたり、レベルの高い塾に入れようとしたり。

言葉の暴力

冷酷な態度で皮肉を言ったり、馬鹿にしたニックネームで呼んだり、趣味趣向にケチをつけたり。

両親の不仲

両親（同居する祖父母も含む）の口論や暴力がたえないと、家庭で安心して過ごすことができなくなり、情緒不安定におちいる。

虐待によって脳に損傷

虐待を受けるなど、強いストレスにさらされると、脳機能自体に、発達障害と同じような変化が起こる（虐待が止まるとなおる）。

日常のつらさをとり除く手段。くり返すほど満足できなくなる

コントロールできない状態が「依存」

　子どもたちはネットゲームをすることで、日常の苦痛を忘れ、癒やされます。ところが続けていると体が慣れ、同じ量では満足できなくなります。やればやるほど生活リズムは崩れ、ゲームの時間が増え、最終的に自分では制御できないまでに。友だちや家族とも距離ができ、孤立を深めてしまうのです。

1 最初はいやなことを一瞬でも忘れられて癒やされる

学校でのいじめや、家庭内不和などで心的苦痛を感じていて、それを解消したくてネットゲームに没頭する。そのあいだは、いやなことを忘れられる。

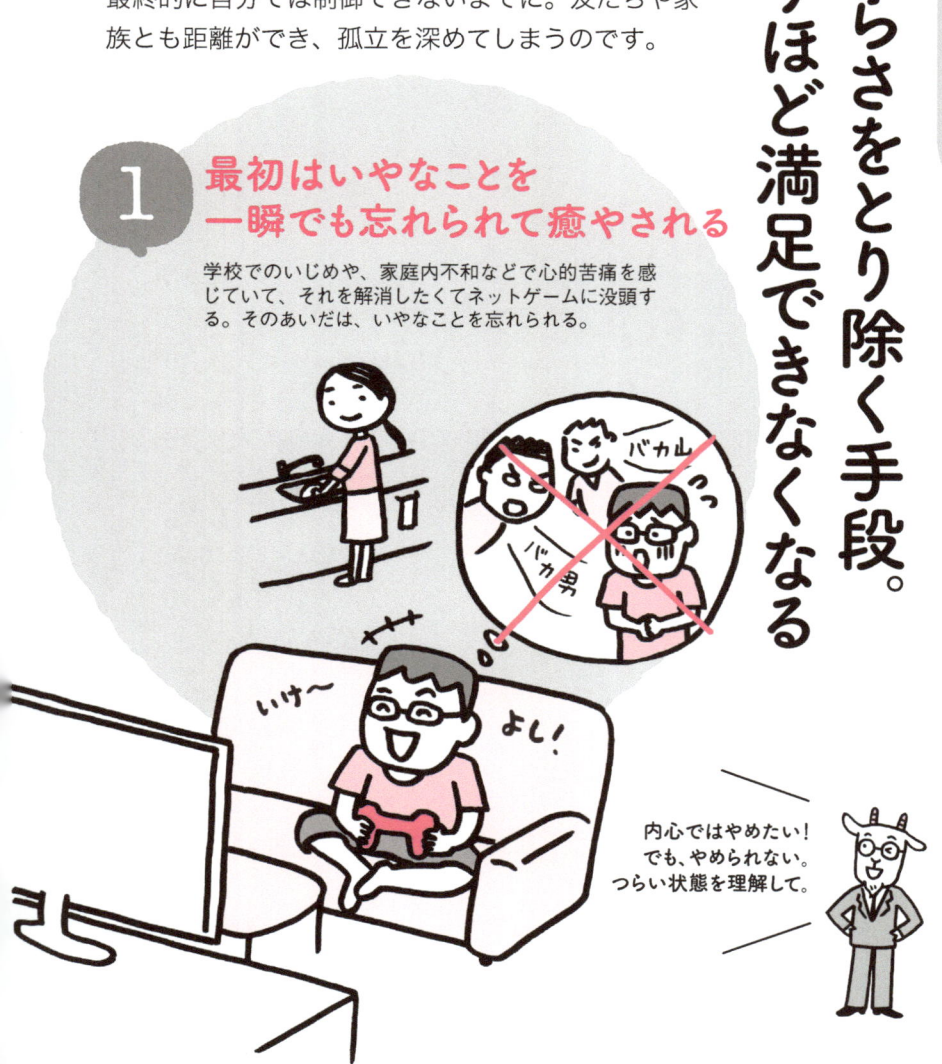

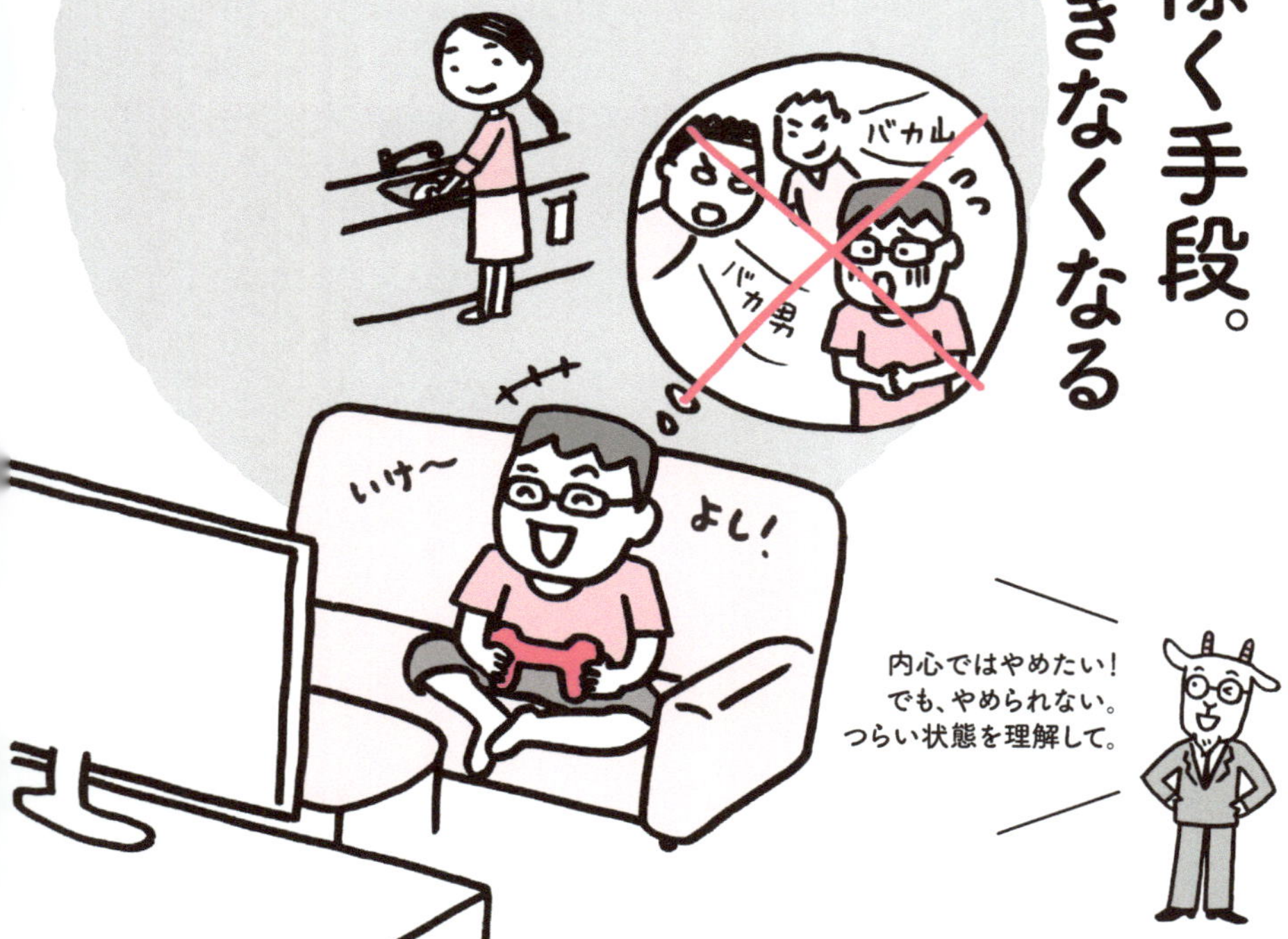
バカ山
バカ男
いけ~
よし!
内心ではやめたい!
でも、やめられない。
つらい状態を理解して。

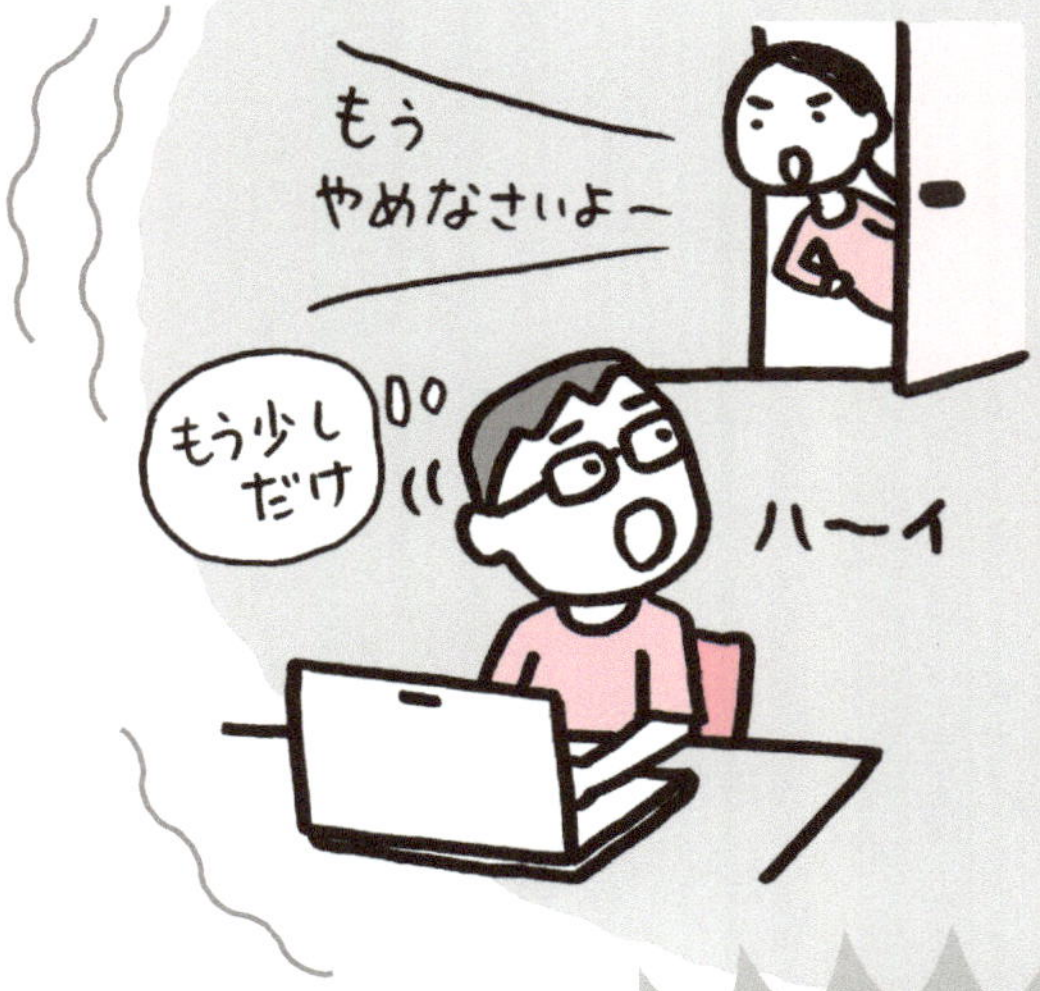
もう
やめなさいよ〜
もう少し
だけ
ハ〜イ

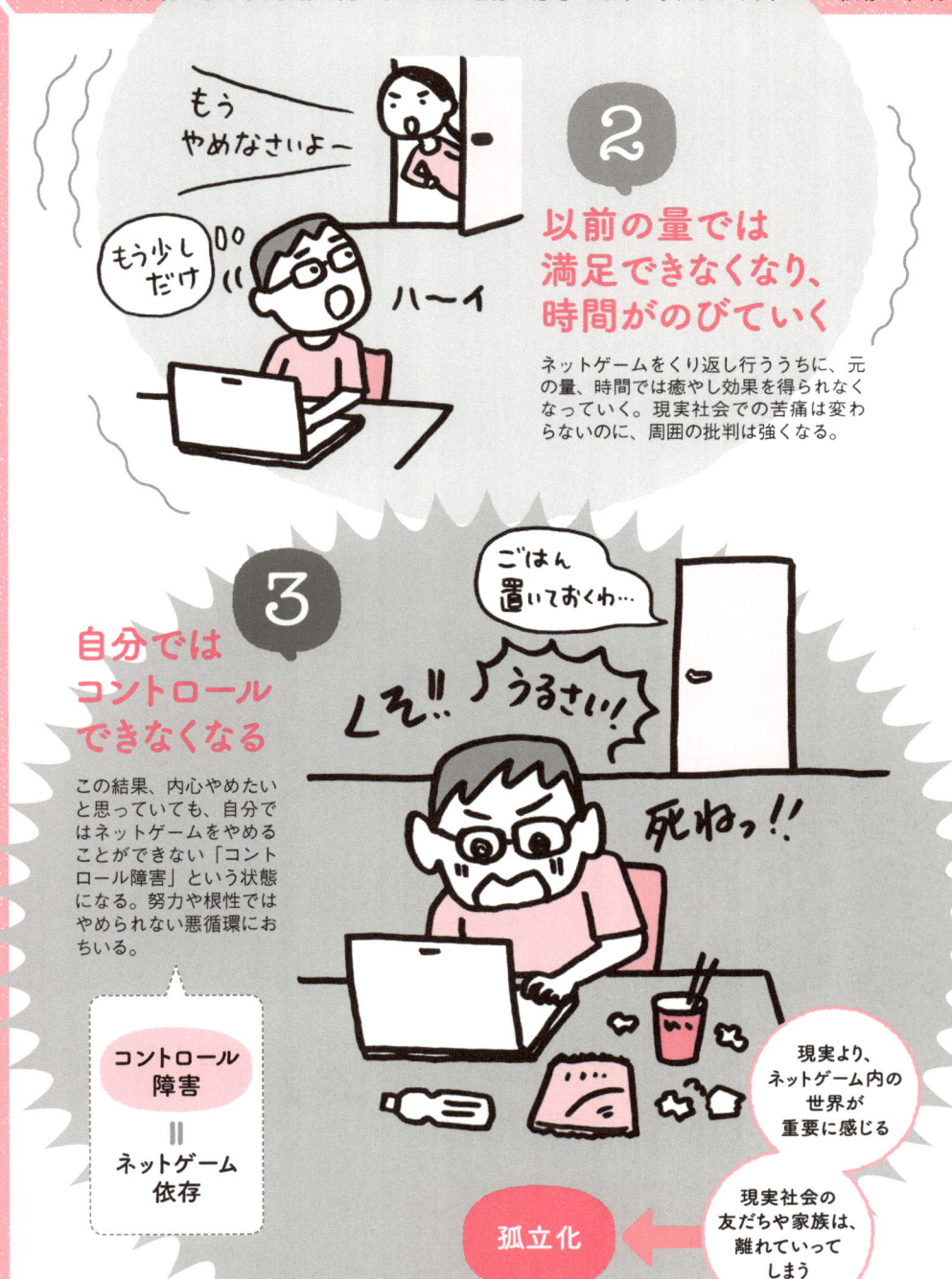

2

以前の量では満足できなくなり、時間がのびていく

ネットゲームをくり返し行ううちに、元の量、時間では癒やし効果を得られなくなっていく。現実社会での苦痛は変わらないのに、周囲の批判は強くなる。

3

自分ではコントロールできなくなる

この結果、内心やめたいと思っていても、自分ではネットゲームをやめることができない「コントロール障害」という状態になる。努力や根性ではやめられない悪循環におちいる。

コントロール障害
＝
ネットゲーム依存

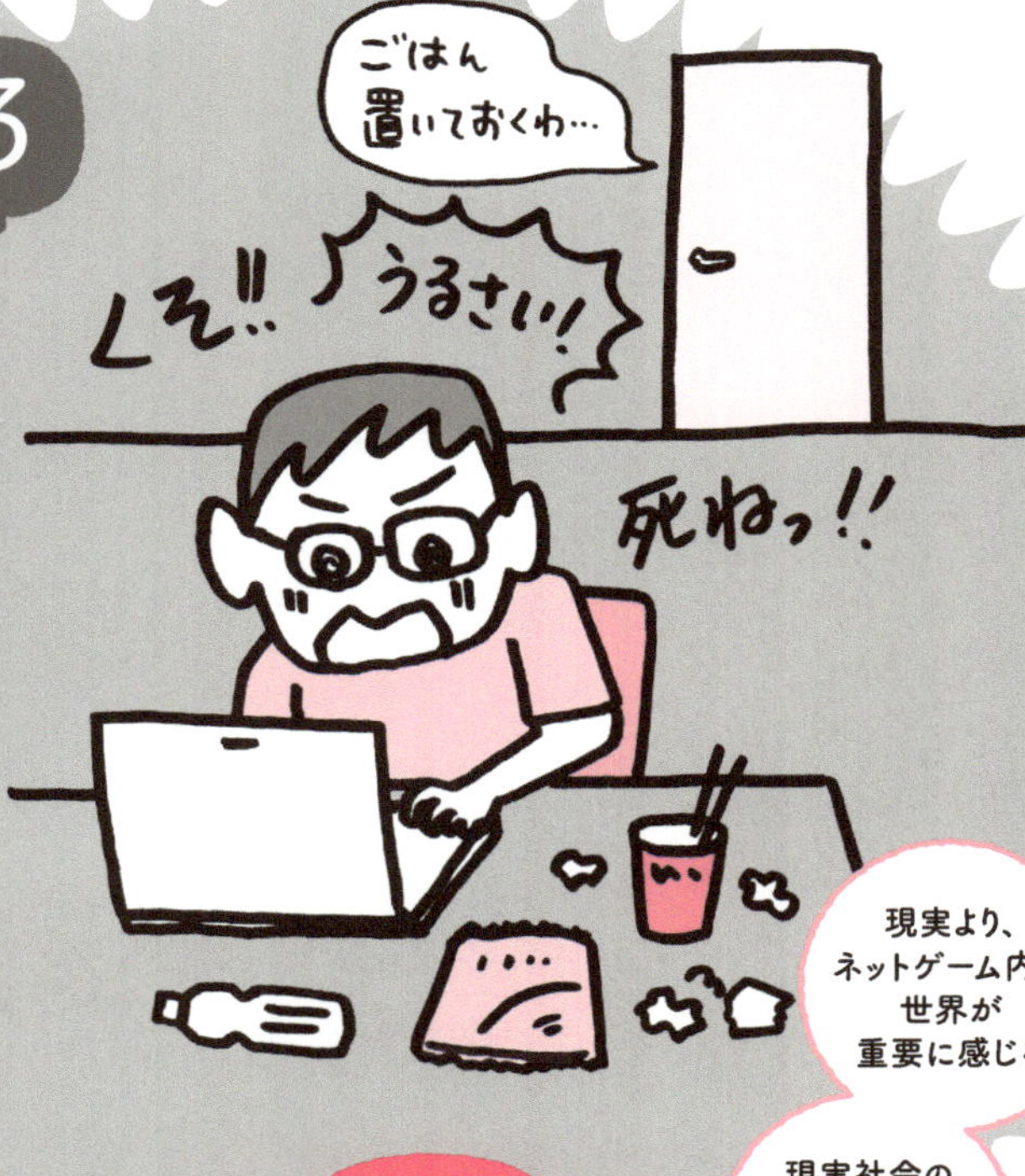
ごはん
置いておくわ…
くそ!!
うるさい!!
死ねっ!!

現実より、ネットゲーム内の世界が重要に感じる

現実社会の友だちや家族は、離れていってしまう

→ 孤立化

依存症とは

ネットゲーム、酒、薬物……。苦痛をやわらげる効果がある

依存症には、下欄に記したようなさまざまなタイプがあります。ただし、初めから病的な依存状態におちいる人はいません。

苦痛解消の動機は正しいが、手段がまちがっている

依存症になりやすい人の多くは、心にモヤモヤとした苦しみを抱えています。例えば、対人関係がうまくいかなかったり、過去のトラウマに苦しんでいたり、うつや心の病気に悩まされたりしています。

こうした悩みは、いわば「一次障害」ともいえるものです。

「一次障害」に悩む人は、苦しみをやわらげようとアルコールや薬物に頼ったり、特定の行動や人間関係に執着したりするようになります。やがて同じ量では満足できなくなり、自分ではやめられなくなるコントロール障害におちいります。これが「依存症」と呼ばれる病気です。

このように、ほとんどの依存症は、「一次障害」を解消しようとして

［さまざまな依存症］

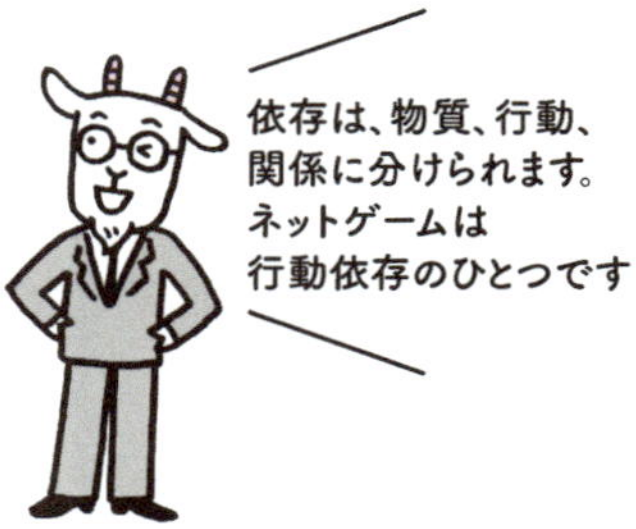
依存は、物質、行動、関係に分けられます。ネットゲームは行動依存のひとつです

物質依存

- アルコール
- 薬物
- カフェイン
- ニコチン など

薬物やアルコール、ニコチンなどの物質には、興奮作用や鎮静作用がある。そのため、気分の落ち込みや過度のストレスに苦しんでいる人は、これらの依存におちいりやすい。

発症した「二次障害」に当たるものなのです。

苦しみを解消しようとするのは、生きるために必要なことですから、その動機は正しいものです。まちがっているのは、物質や行為などに依存してしまう「手段」だといえるでしょう。

ネットゲームには、関係依存も混じっている

自信喪失や注意欠如で苦しむ人は、気分を高揚させてくれる「アッパー系薬物（覚せい剤、コカイン、カフェインなど）」に頼ります。事実、カフェイン中毒で死亡する人の7割以上にうつ傾向が見られるという調査結果もあります。

一方、集団のなかで過度に緊張してしまう人は、「ダウナー系薬物（マリファナ、大麻など）」でストレスを緩和しようとします。

ネットゲーム依存は行動依存に入りますが、オンラインで仲間と交流することから関係依存の面も見られます。戦闘系のゲームは興奮作用のあるアッパー系で、現実社会で失った自信を回復させてくれます。同時に、オンライン上の仲間とのやりとりは関係依存といえます。

女子に好まれるSNS型のゲームは、人とのつながりや承認欲求を満たしてくれる関係依存に近いものです（P30参照）。

関係依存

- 共依存
- 恋愛依存

など

特定の人との関係に執着し、過度につながりを求めてしまう依存。自分を犠牲にして人を世話したり、世話するという行為自体に依存する「共依存」も多く見られる。

行動依存

- ギャンブル
- ネットゲーム
- 仕事
- 摂食障害
- リストカット
- 病的窃盗
- 抜毛症
- ひきこもり など

特定の行動をする過程で得られる刺激や興奮を求め、その行動がやめられなくなってしまう依存。ネットゲームやギャンブルのほか、摂食障害や万引きなどもこれに含まれる。

ネットゲーム依存とは

思春期の葛藤も影響。子どもだからハマりやすい

ネットゲーム依存におちいりやすいのは、おもに思春期の子どもです。ゲーム依存の背景には、思春期ならではの悩みもあります。

思春期の親への反抗心や自我のありようも影響する

先にお話ししたように、依存のベースには心的苦痛などの生きづらさがあります。青少年がおちいりやすいネットゲーム依存の場合、生きづらさを抱えた子どもが不登校やひきこもりになり、ますます現実世界をさけてネットゲームに依存していく姿が見られます。

注意したいのは、ベースにある生きづらさの原因が、思春期特有の健全な悩みにあるケースも珍しくないということです。

例えば、思春期には誰でも自我形成にともなう葛藤が生じます。大人になるのに欠かせない重要なプロセスといえるでしょう。

この葛藤により、思春期の子どもは一時的に大人が驚くような逸脱行

為に至ることがあります。音楽やインターネット、アイドルにのめり込んで勉強がおろそかになったり、親に反抗したり、まったく口をきかなくなることは、ふつうの行動です。

子離れできない親の態度も、ネットゲーム依存に悪影響

こうした一時的な逸脱行為が深刻な依存になる原因のひとつが、子離れできない親の態度です。

自我形成過程にある子どもは、親の思い通りには動きません。ところが親がいつまでも支配欲求をもち、思い通りにならないからと厳しく叱責すると、子どもは親の支配から逃れようと部屋に閉じこもり、孤立します。このときネットゲームに依存しやすいのです。

子どもはほかの娯楽を知らないので、手近にあり、手軽にできるネットゲームに集中してしまうのも、依存を重症化させる要因です。

思春期特有の葛藤を抱えて行き詰まり、「自分のつらさなんて誰もわかってくれない」と、人をさけるようになると、依存はさらに深まります。最初はつらい気分をラクにするための「自己治療」ツールだったネットゲームなのに、気がつくと、ネットゲームで遊ぶ側から、ネットゲームに支配される側に追い込まれているのです。

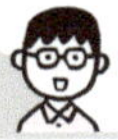

悩んでいるあなたへ

「タバコをやめられない！」親や先生だって苦しい!?

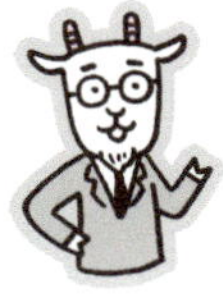

あなたのまわりに禁煙できない大人はいませんか？　ニコチンには、アッパー系とダウナー系の両方が含まれ、タバコを吸う人はニコチンで心を癒やし、気分を奮い立たせていると考えられます（もちろん有害ですが）。日本は、過労とストレスの多い社会。そのなかで働いている大人の苦しさを想像し、悩んでいるのはみんな同じだとわかると、あなたの生きづらさも少しやわらぐかもしれませんね。

ネットゲーム依存が生まれる家庭

父親不在、母親過干渉。家庭に居場所がないと感じている

ネットゲーム依存におちいっている子どもの多くは、家庭環境になんらかのトラブルを抱えています。

子どもにとって家庭が安全な場所ではないのかも

特徴的なのは、両親がののしり合うような精神的な暴力（モラハラ）をふるっていたり、祖父母との関係がぎくしゃくしていて、家庭が子どもの「安全基地」として機能していないことです。子どもは家にいても気持ちが癒やされず、思春期の不安定な心に悪影響を及ぼします。

とくに多いパターンが、父親不在（または存在が大きすぎる）と、母親の過干渉、過密着です。教育のためと称して、母親（ときに祖母）が子どもに暴言を吐いたり、暴力をふるうケースも見られます。

父親は仕事依存で家庭を顧みず、家庭内での存在感がありません。子どもが横で暴れていても無関心で、パソコンに向かっているような父親

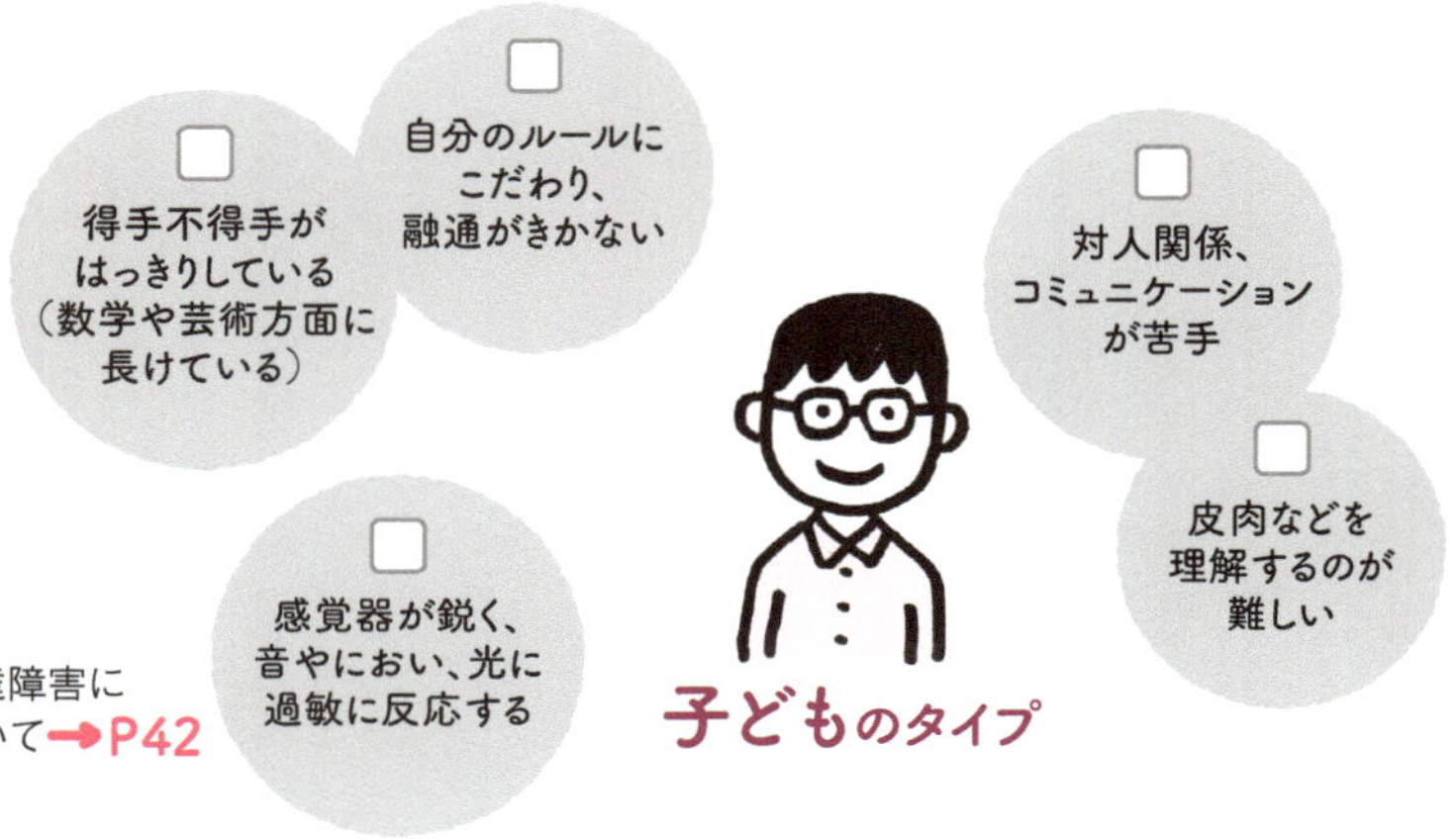

自分のルールにこだわり、融通がきかない
得手不得手がはっきりしている（数学や芸術方面に長けている）
対人関係、コミュニケーションが苦手
皮肉などを理解するのが難しい
感覚器が鋭く、音やにおい、光に過敏に反応する

子どものタイプ

＊発達障害について➡P42

もいます。離別していたり、単身赴任で家にいないケースもあります。

また逆に、子どものしつけに異常なほど厳しく、幼い頃から食べものをかむ咀嚼回数まで指示するような父親も。この場合、父親自身の発達障害が関係していることがあります。

一方の母親のなかには、学業などで子どもに過大な期待を寄せ、子どものすべてを支配しようとする人も。精神的には、夫に支配されているケースも多く見受けられます。

発達障害を見逃すと孤立を深めてしまう

ネットゲーム依存の子どもの約7割には、軽度の発達障害の傾向が見られます。発達障害のある子どもは対人関係が苦手でストレスを抱えやすいので、安全基地としての家庭の役割がとても重要です。にもかかわらず、家庭が機能不全を起こしていると、ネットゲーム依存になる確率が高まってしまいます。

また、発達障害の子どもは人とは異なる感性や才能があることも。しかし、周囲がそれを見逃していると、本人のよさが発揮できずに孤立を深め、ひとりの世界に追い込まれてしまいます。発達障害の特徴である過集中がネットゲームで発揮されると、依存を進める要因になります。

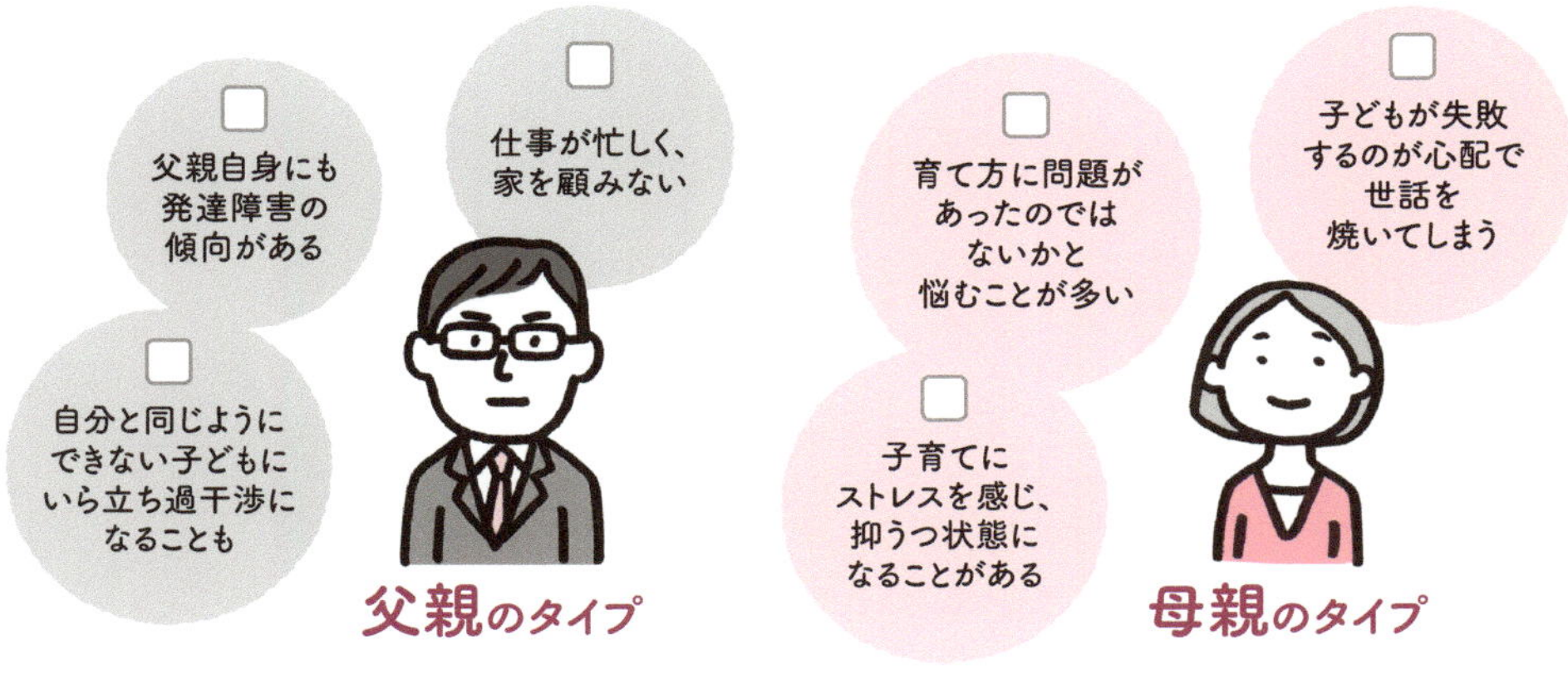
父親自身にも発達障害の傾向がある
仕事が忙しく、家を顧みない
自分と同じようにできない子どもにいら立ち過干渉になることも
父親のタイプ
育て方に問題があったのではないかと悩むことが多い
子どもが失敗するのが心配で世話を焼いてしまう
子育てにストレスを感じ、抑うつ状態になることがある
母親のタイプ

心的苦痛と自己治療

ゲームは苦痛に耐える心の杖。とり上げると依存はひどくなる

ネットゲーム依存は、心の弱さやだらしなさが原因ではありません。生きづらさを抱える子どもが、なんとか生きのびようとする手段なのだということを、大人は知っておく必要があります。

依存することで、死なずにいられる

日本人の自殺は近年減少傾向にありますが、未成年の自殺は増加しています。２０１７（平成29）年には、小中高生の自殺者数が３５７名にものぼったとされています。

実際に自殺をはかった子どもたちの背後には、同じように「死にたい」という思いを抱いてもがく子どもが数知れずいるはずです。こうした子どもにとってネットゲームは、たとえ一時的にせよ、心の苦しみを解消してくれる自己治療のためのツールです。生き抜くための「心の杖」となり、命を支えてくれているのです。

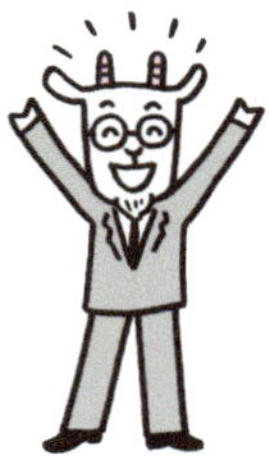
ネットゲームが
子どもたちを
助けている側面も
あるんです

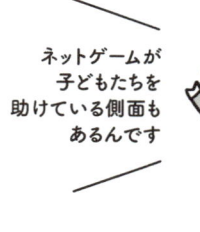

大人は、ネットゲーム依存から発せられる、子どものSOSに気がつかなくてはなりません。依存という表面的な症状だけを見て、ゲームを捨てたり、壊したり、とり上げるのは危険な行為です。

とり上げると、子どもを追い詰めることになる

なんとか生きのびている子どもから、いきなり「心の杖」を奪おうとしたら、子どもはどうなるでしょうか。

どんなに「あなたのためだから」と言われても、命の支えだった「心の杖」を奪おうとする親のことを、子どもは敵だと思うでしょう。親が手を上げれば、暴力で返してくるかもしれません。

親子関係はますます悪化して、子どもの心は孤立感を深めていきます。孤独になれば、気分をラクにしてくれるネットゲームをさらに求め続けるでしょう。こうして、親がネットゲームをとり上げようとすればするほど、子どもの心はネットゲームへの依存を高めていくのです。

大事なのは、まず親子関係を正常化すること。親が「心の杖」をとり上げないことがわかれば、子どもは安心します。

親子の信頼関係を回復させることができれば、ゲームへの依存度を抑制していくきっかけも、少しずつ見えてきます。

児童生徒の自殺者数［推移］（厚生労働省・警察庁）

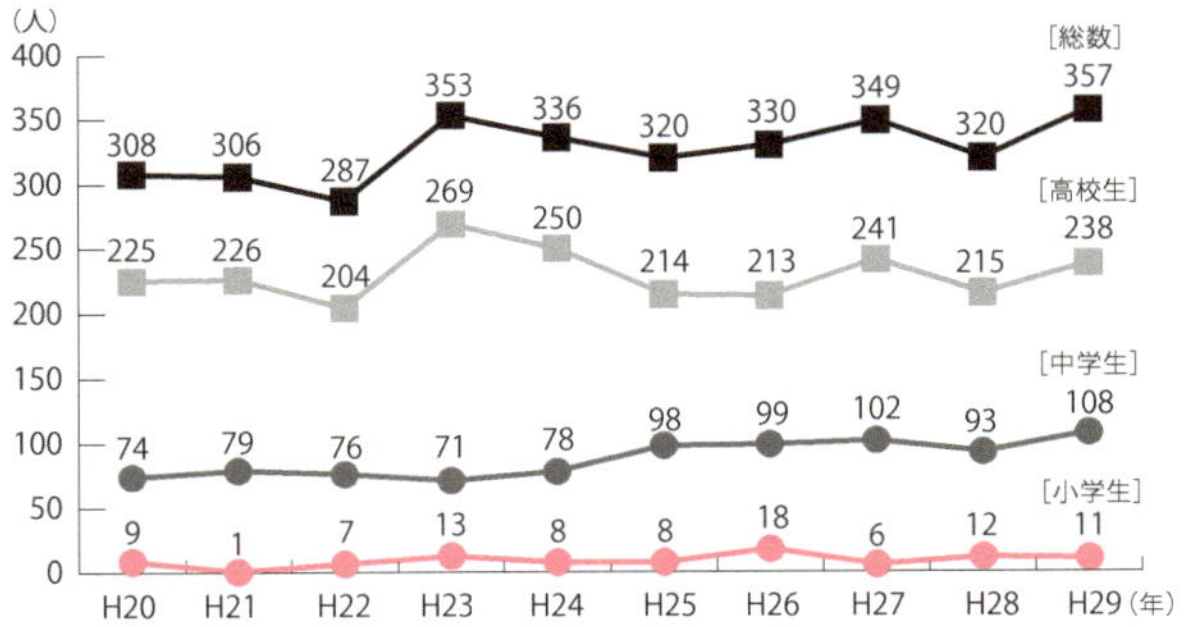

（厚生労働省・警察庁「平成29年中における自殺の状況」（文部科学省HPより）

新しい診断名「ゲーム症」。研究、治療の対象に

ICD-11による

「ゲーム症」の基準のポイント

1
ゲーム*を始める時間、
頻度、続ける時間、
やめる時間などを
自分では
コントロールできない。

＊持続的または反復的なゲーム行動（オンラインとはかぎらない）。

2
日常生活で
やるべきことより、
ゲームをすることが
優先されてしまう。

3
家庭や学校などで、
マイナスの状況が
起きているのに、
ゲームをやめられない。
また、エスカレートしてしまう。

ゲーム障害　**1〜3の状態が少なくとも12か月以上続いている。**

（「ICD-11 for Mortality and Morbidity Statistics」世界保健機関、2018より作成）

2019年5月、世界保健機関（WHO）は、国際疾病分類の最新版ICD-11で、オンラインゲームやビデオゲームのやりすぎで健康を損なったり生活に支障をきたす症状を「ゲーム症（障害）」と認定すると決定しました。

この認定により、ゲーム障害はアルコールやギャンブルと並び、「物質使用症（障害）群または嗜癖行動障害症（障害）群」のひとつと診断されるようになり、今後は治療法や予防対策も進むと期待されています（新診断基準は2022年1月施行予定。基準のポイントは上図参照）。

アメリカでは、2013年に精神医学会がインターネットゲーム障害に着

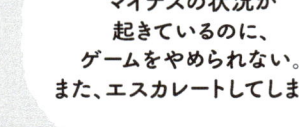

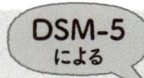

DSM-5による「インターネットゲーム障害」の診断基準案

臨床的に意味のある（診療時に重要だと思われる）機能障害や苦痛を引き起こす持続的かつ反復的な、しばしばほかのプレイヤーとともにゲームをするためのインターネットの使用で、以下の５つ（またはそれ以上）が、12か月の期間内のどこかで起こることによって示される。

❶インターネットゲームへのとらわれ（過去のゲームに関する活動のことを考えるか、次のゲームを楽しみに待つ；インターネットゲームが日々の生活のなかでの主要な活動になる）。

注：この障害は、ギャンブル障害に含まれるインターネットギャンブルとは異なる。

❷インターネットゲームがとり去られた際の離脱症状（これらの症状は、典型的には、イライラ、不安、または悲しさによって特徴づけられるが、薬理学的な離脱の生理学的徴候はない）。

❸耐性、すなわちインターネットゲームに費やす時間が増大していくことの必要性。

❹インターネットゲームにかかわることを制御する試みの不成功があること。

❺インターネットゲームの結果として生じる、インターネットゲーム以外の過去の趣味や娯楽への興味の喪失。

❻心理社会的な問題を知っているにもかかわらず、過度にインターネットゲームの使用を続ける。

❼家族、治療者、または他者に対して、インターネットゲームの使用の程度について嘘をついたことがある。

❽否定的な気分（例：無力感、罪責感、不安）をさけるため、あるいはやわらげるためにインターネットゲームを使用する。

❾インターネットゲームへの参加のために、大事な交友関係、仕事、教育や雇用の機会を危うくした、また失ったことがある。

（『DSM-5 精神疾患の診断・統計マニュアル』（医学書院）2014より作成）

目しました。国際的に用いられている診断基準DSM－5では、インターネットゲーム障害を「今後研究を要する疾患」として提起し、上記のような診断基準案を示しています。

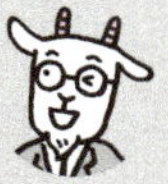

日本では93万人に依存傾向

ICD－11ではテレビゲームやビデオゲームもゲーム障害に含んでいますが、DSM－5は対象をオンラインゲームに規定しています。

日本では、2017年厚生労働省研究班が、約93万人の中高生がインターネット依存の傾向にあり、その一部がゲーム障害に相当するという調査結果を表しています（P10参照）。

ただ、実際のネットゲームの内容は

ネットゲーム依存の怖い話は本当？

殺人や死亡につながることは？

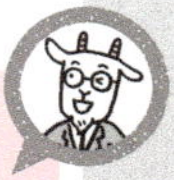

海外での報告例はあります

　ネットゲーム依存はアジア全体で重大視されています。とくに韓国ではゲームをやり続けて死亡する事故、オンラインゲーム上の相手を実際に殺す事件が起こり、国を挙げて対策がとられるように。

　ただ問題の根幹に「生きづらさ」があるのは各国同じ。そこに目を向ける必要があります。

依存の人は脳に異常が起こるの？

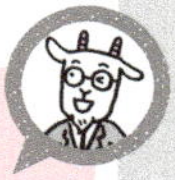

多くはその手前でやめられます

　ネットゲーム依存にかぎらず、依存状態が長く続くと、人の理性を司る脳の前頭葉の機能が低下する、神経細胞が壊れるなどの研究結果が報告されています。

　しかし10代の子どもたちの多くの場合、そこまで進むことはまれで、薬物などを処方せずに改善するケースがほとんどです。

複雑です。戦闘欲求、他者との関係、仮想現実内での承認欲求など、さまざまな要素を含んでいます。国際的な診断基準で考えられているようなギャンブルと同じ「物質使用または嗜癖行動障害」だとは、言い切れない面があります。

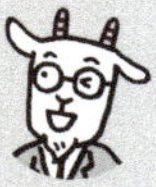

診断より「つらさ」を見る

　大切なのは診断上の分類より、「つらさ」に向き合うこと。

　まずは子どもの心のSOSだと受け止め、家庭内や親子間の問題を解消し、子どもの孤立感をやわらげる必要があります。そのためには、家族内だけで問題を抱え込まず、第三者に支援を求めることが不可欠です。

Part2

誰にも助けを求められない！

依存を招く心のSOSに目を向ける

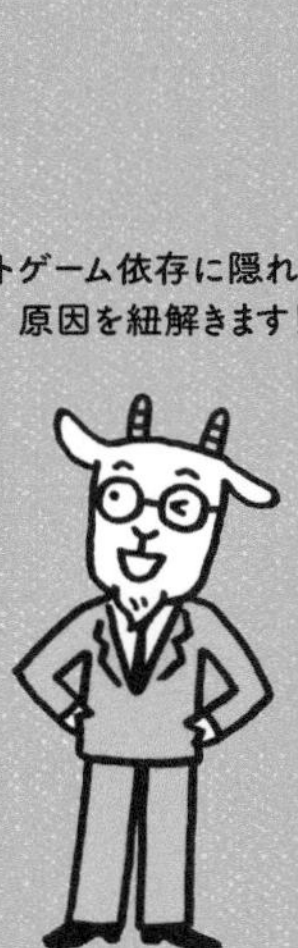

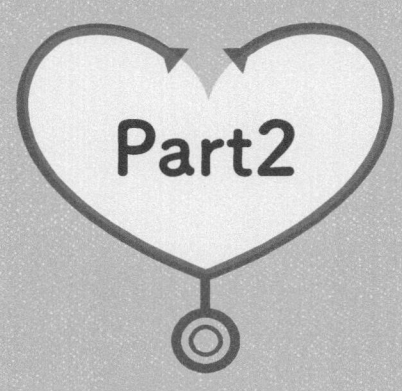

ネットゲームのタイプから、子どもの苦痛の仮説を立てる

ネットゲームは問題解消の手段

子どもがスマホやパソコンをいじっていると、親はただ「ゲームをしている」と思い、腹を立てます。でも、子どもにとってゲームは心的苦痛をやわらげる手段。悩みや苦しみを、無意識のうちにゲームで解消しています。ゲームの内容から、子どもの抱える問題を察することができます。

1 オンラインアクションゲーム

効果 **興奮・自信を獲得**

なんらかの原因で家庭や学校で孤立し、居場所がないと感じている可能性がある。男の子に多く、自信を失っていて、強くなりたい、評価されたいという願望がある。

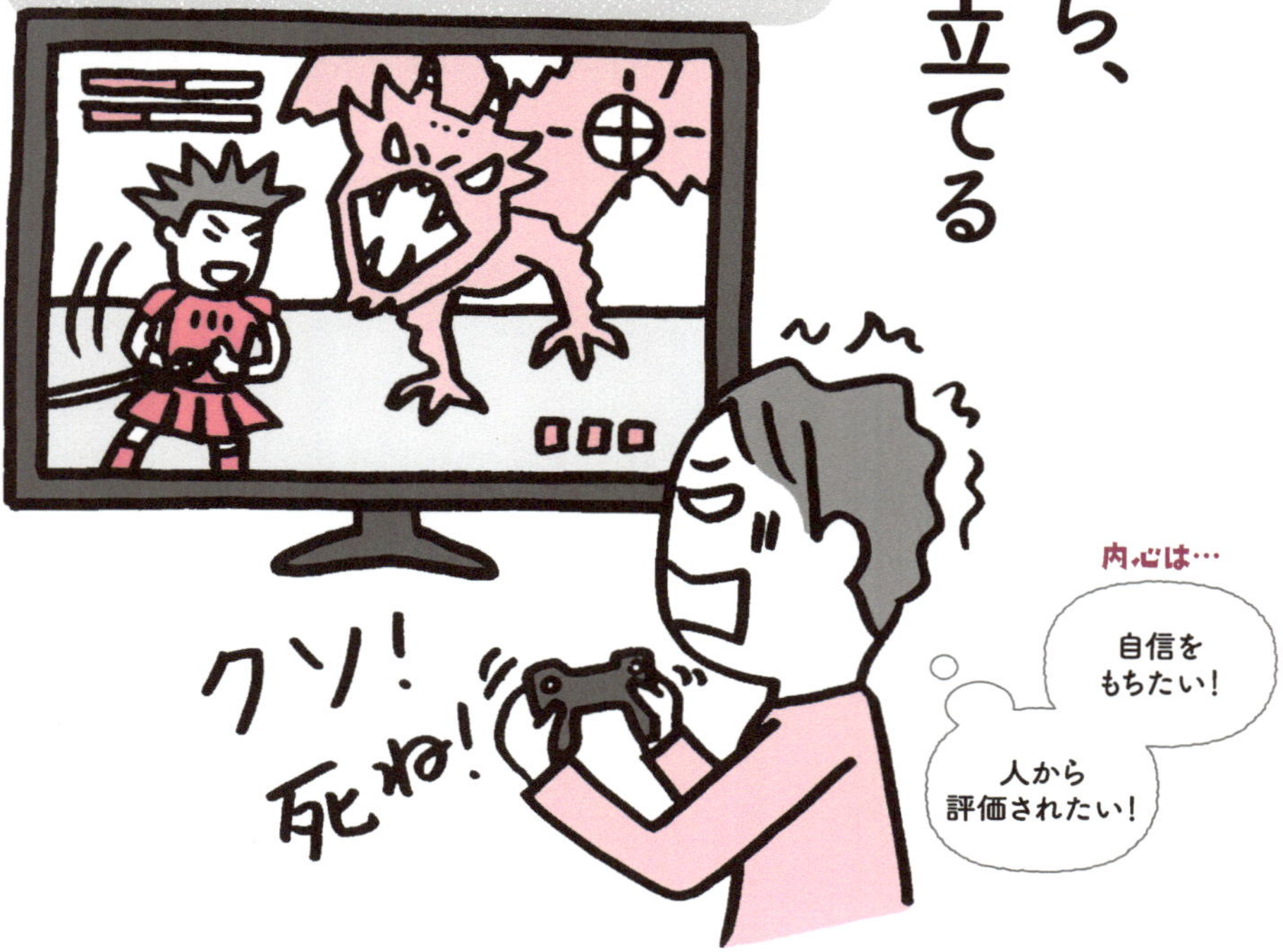
クソ！
死ね！
内心は…
自信をもちたい！
人から評価されたい！

2 ソーシャルゲーム（アバターゲーム）

効果

SNSを通じて他人とのつながりをもてる

SNS をプラットホームにしたゲーム。アバター（分身）を用いることが多い。周囲に理解されず、無価値感にさいなまれている可能性がある。女の子がハマりやすい。

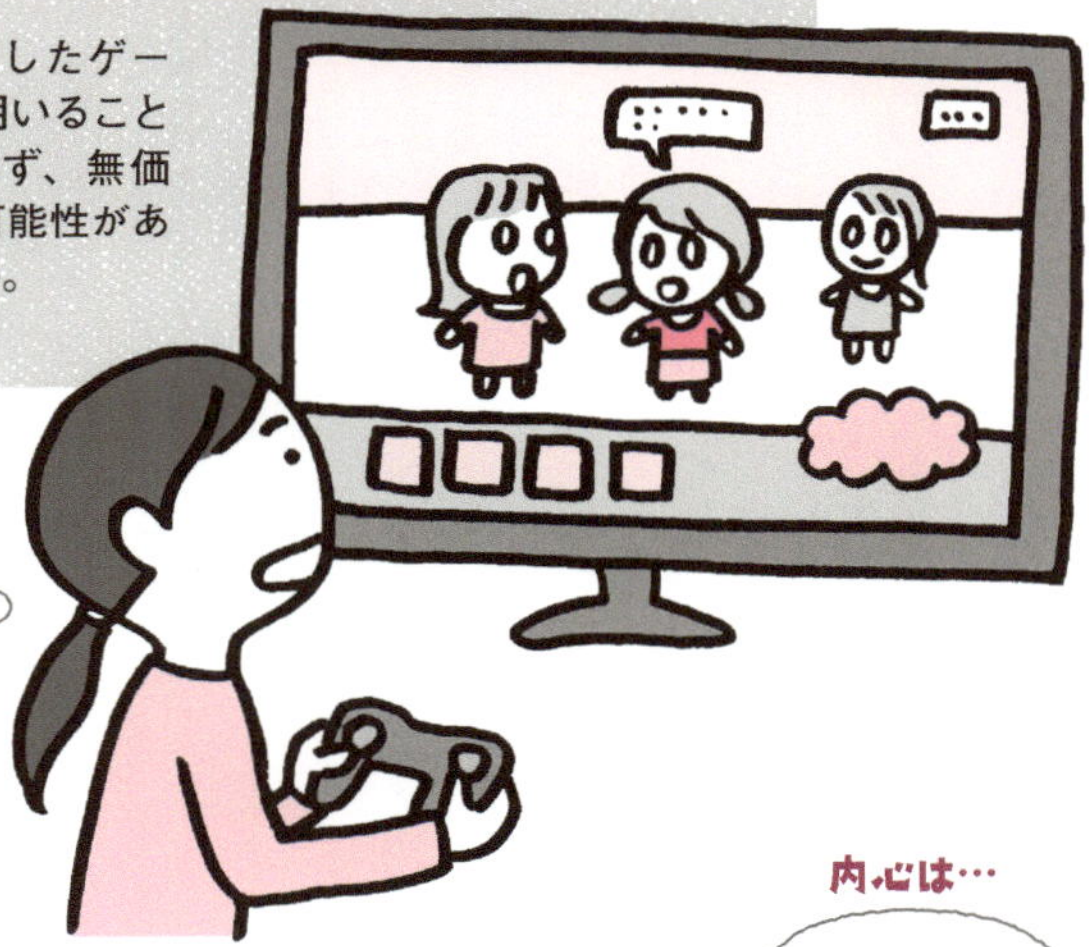

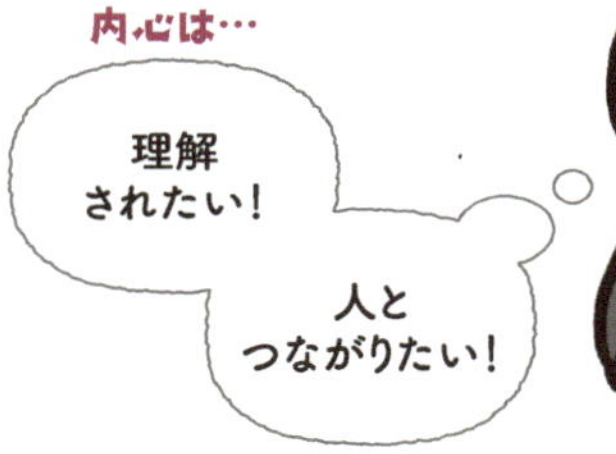
内心は…
理解されたい！
人とつながりたい！

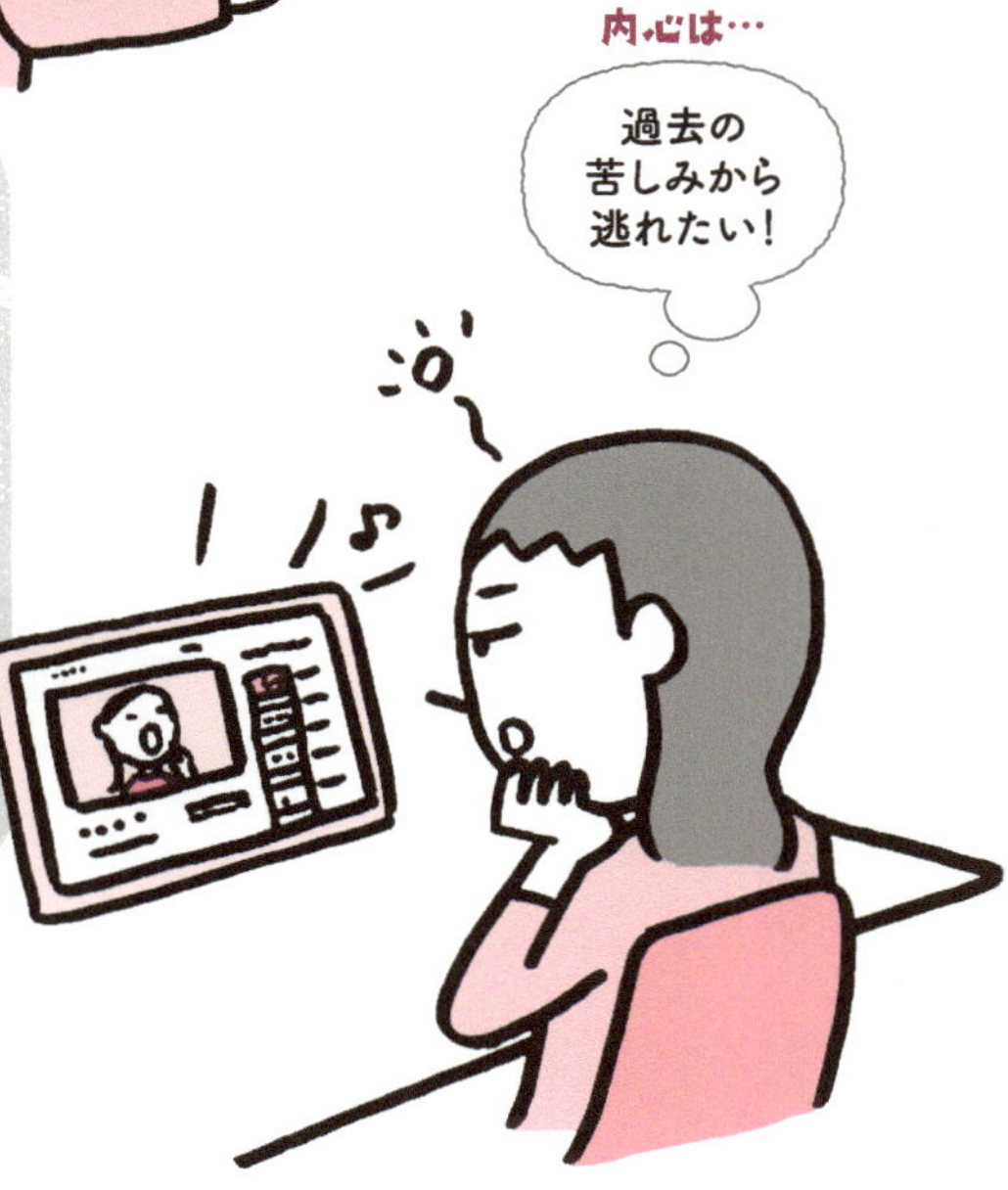
内心は…
過去の苦しみから逃れたい！

3 コンテンツ連続再生

効果

リラックスし、ぼんやりできる

無料動画サイトの連続再生。ネットゲームの攻略法など、連続でさまざまな動画を見続け、やめられなくなる。虐待などトラウマの苦痛を沈静化する効果がある。

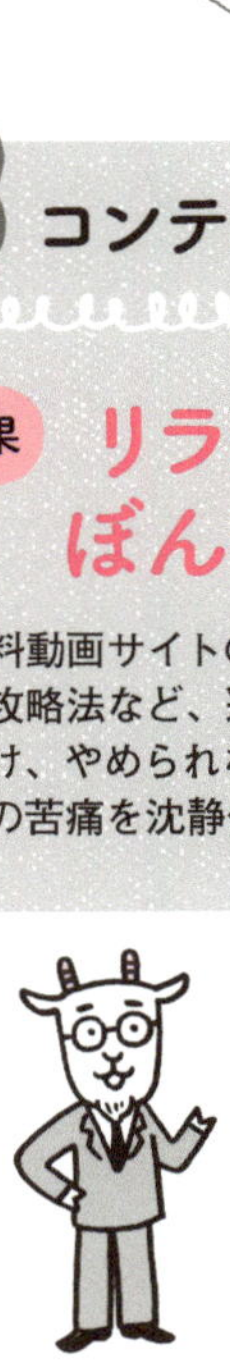

現在のネットゲームは、これらの要素が混ざり合い、複雑化しています。そのため子どもの動機も重なり合っています

心的苦痛の原因❶

学校や家庭に、苦痛を与える原因がないか見直す

暴力、虐待、DV目撃なども疑う

まず、家庭や学校で子どもが問題を抱えていないか見直します。家庭では両親の不仲や親の暴言・暴力。受験では親の過剰な受験への期待が重荷になっていないかなど。親のDVを目撃するだけでも、子どもは苦痛を感じます。学校や交友関係については担任に尋ねて。人知れず悩む原因があるはずです。

教師や親の対応

- ☐ 本人ががんばっているのに、ほめない、認めない
- ☐ 親が高学歴ぶりを自慢し、本人をさげすむ
- ☐ 本人の苦手なことを叱責したり、がっかりしすぎる
- ☐ クラスメイト、兄弟姉妹といつも比べている

お兄ちゃんはすごいな!
兄
父親

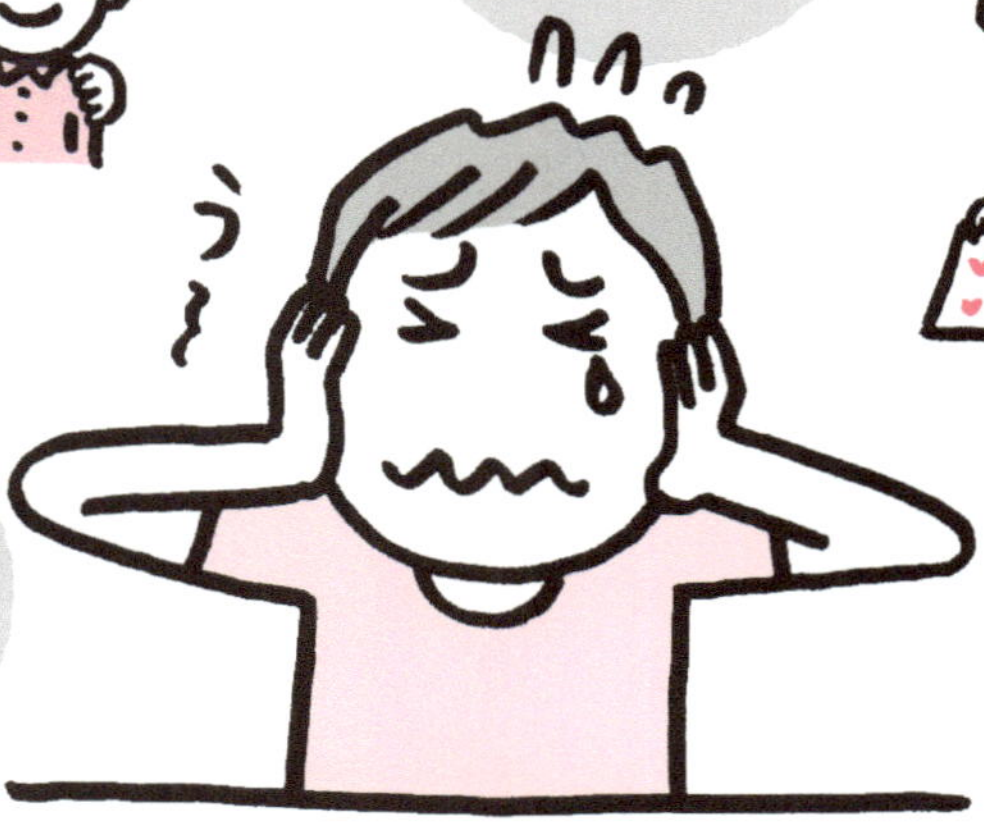

う〜

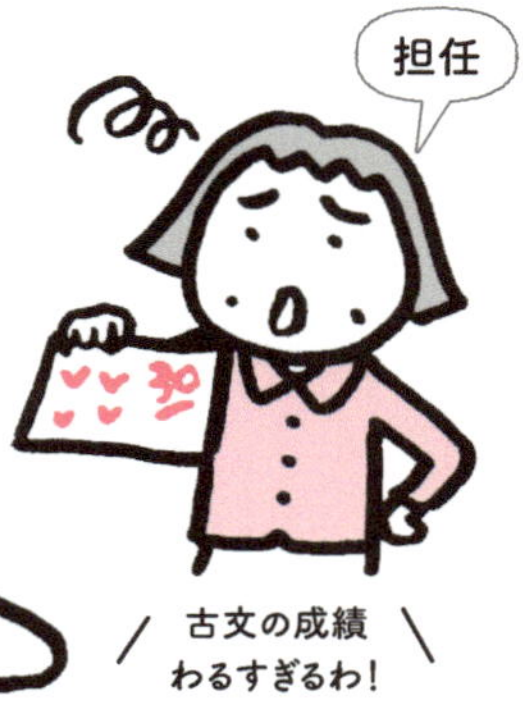

担任
古文の成績わるすぎるわ!

学校でのいじめ

- □ いじめがあるのに、教師が見て見ぬふりをする
- □ 本人がいやだと感じているあだ名がつけられている
- □ 暴力行為（言葉の暴力を含む）が行われている
- □ 周囲が容姿や能力に関することをバカにする
- □ 周囲が本人を無視する

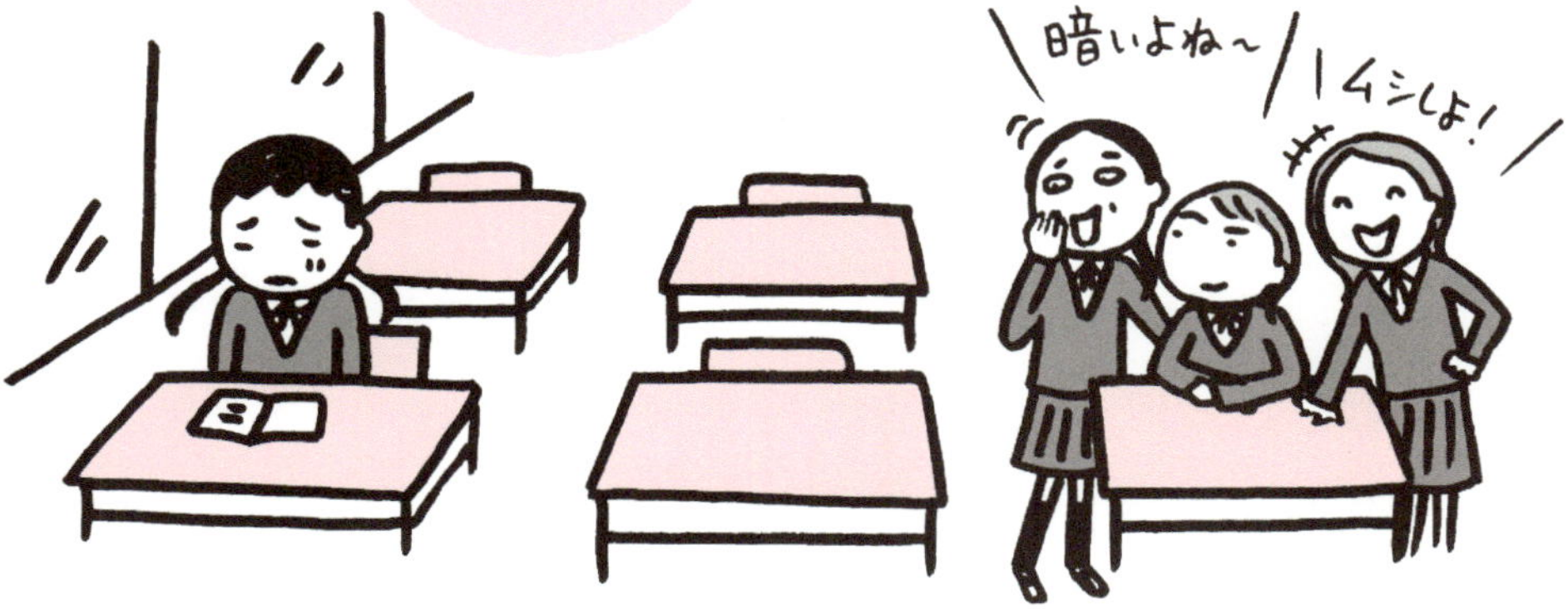
暗いよね～
ムシしよ!

家庭での居場所のなさ

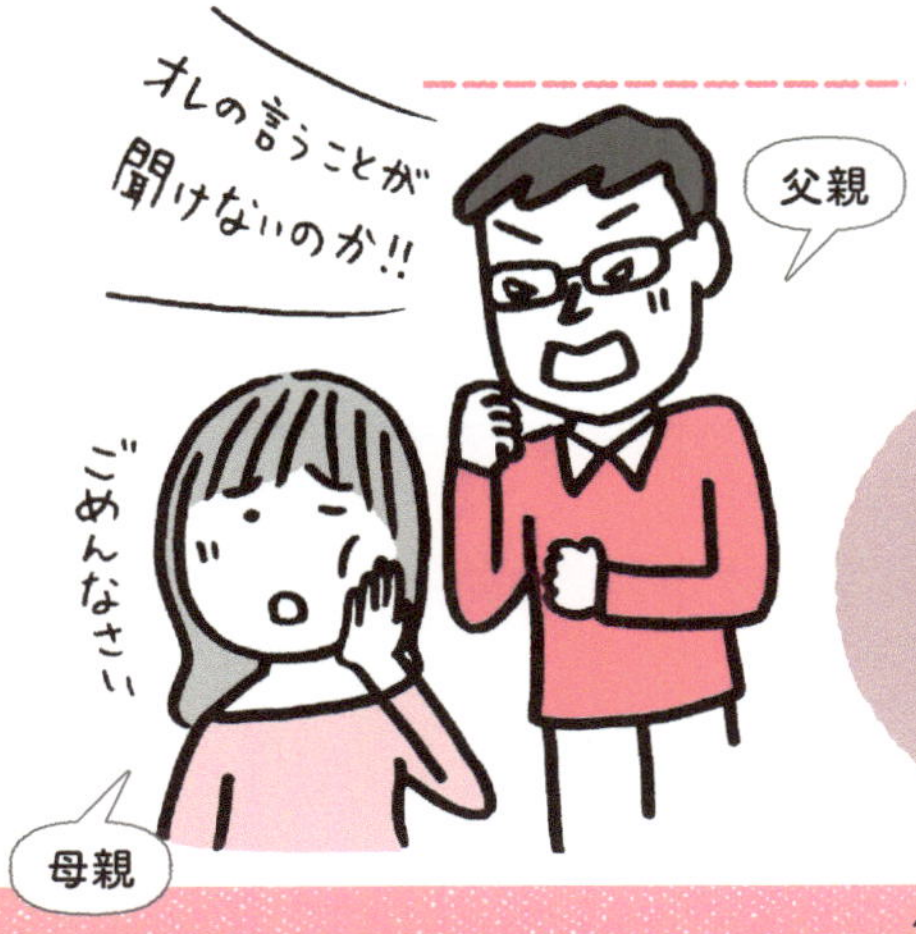
オレの言うことが聞けないのか!!
父親
ごめんなさい
母親

- □ 両親のモラハラがたえない
- □ 家庭内でのDVを目撃しなければならない

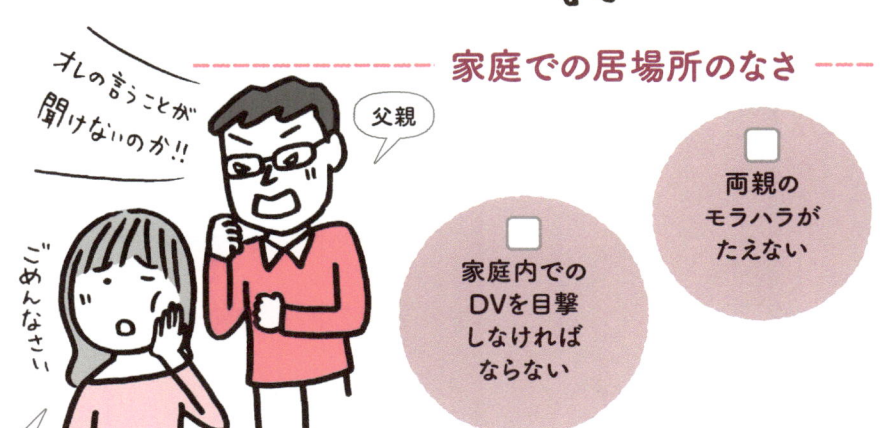

対人関係が苦手、感覚過敏……。発達障害が影響している

ゲーム依存におちいりやすい傾向がある

ADHD や自閉スペクトラム症、LD などの発達障害（P42 参照）のある人は、対人関係が苦手な反面、なにかに集中し、高い才能を発揮するなど、発達に凹凸のある特性をもちます。周囲から孤立し、ひきこもりになりやすく、ひとつのことに過集中しがち。ゲーム依存におちいりやすい傾向があります。

\ 子どもの言動に心当たりはない？ /

社会的なやりとり、コミュニケーションが苦手

- □ 他人と目を合わせられない
- □ 状況を読みとって行動するのが苦手
- □ ひとりでいるのが平気
- □ 一方的でかたくなな言動が目立つ
- □ 他人に合わせて行動するのが苦手
- □ 言外の意味が理解できない
- □ たとえ話や冗談がよくわからない

こだわりが強い

- □ モノの収集癖がある
- □ 好きなこと、気になることに過集中する
- □ 順番や道順、過去にしたことにこだわる
- □ 予定が変わるとパニックになる

感覚器が異様に過敏

- □ 大きな音や強い光が苦手
- □ 触られることが苦手
- □ 痛みや音・光・匂いなどの刺激に敏感

注意欠如・落ち着きのなさ

- □ 時間や規則を守れない
- □ 忘れ物が多い
- □ 突然、的はずれなことを言い出す

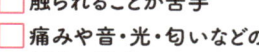

個性や才能を伸ばすために
二次障害の出にくい環境作りをしてみましょう

［ 発達歴をふり返ってみよう ］

発達障害については
➡P42参照

発達障害が見られる場合、
発達段階でさまざまなサインが出ている。
改めてわが子の特性について、
発達歴をふり返ってみよう。

乳幼児期〜幼児期前半

「手のかからない子」という印象

自閉スペクトラム症の場合、２〜３歳から特性が現れる。母親への執着が薄く、ハイハイしても後追いすることがない。ひとり遊びが多く、ぐずったりすることも少ないので、手のかからない子どもだという印象。

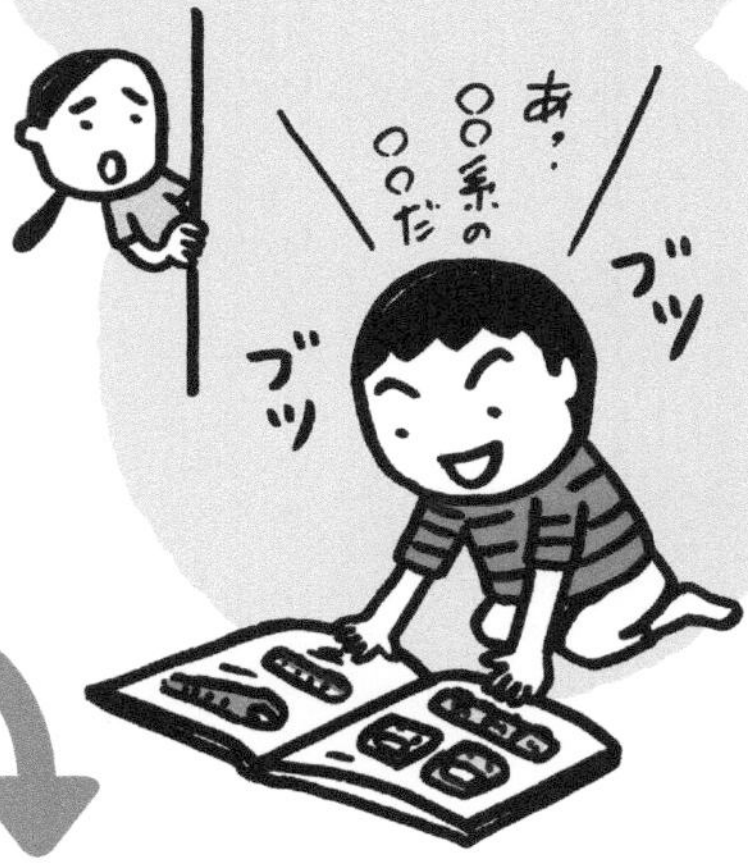

幼児期後半〜学童期

ほかの子どもとは違う特性がはっきり現れる

突然かんしゃくを起こし、頭を壁に打ちつけるなどの行動が見られる。砂や水に触れるのをいやがることも。落ち着きがなく同じペースで過ごせないADHDの特性、読み書きなどの学習ができないLDの特性が現れるのもこの時期。

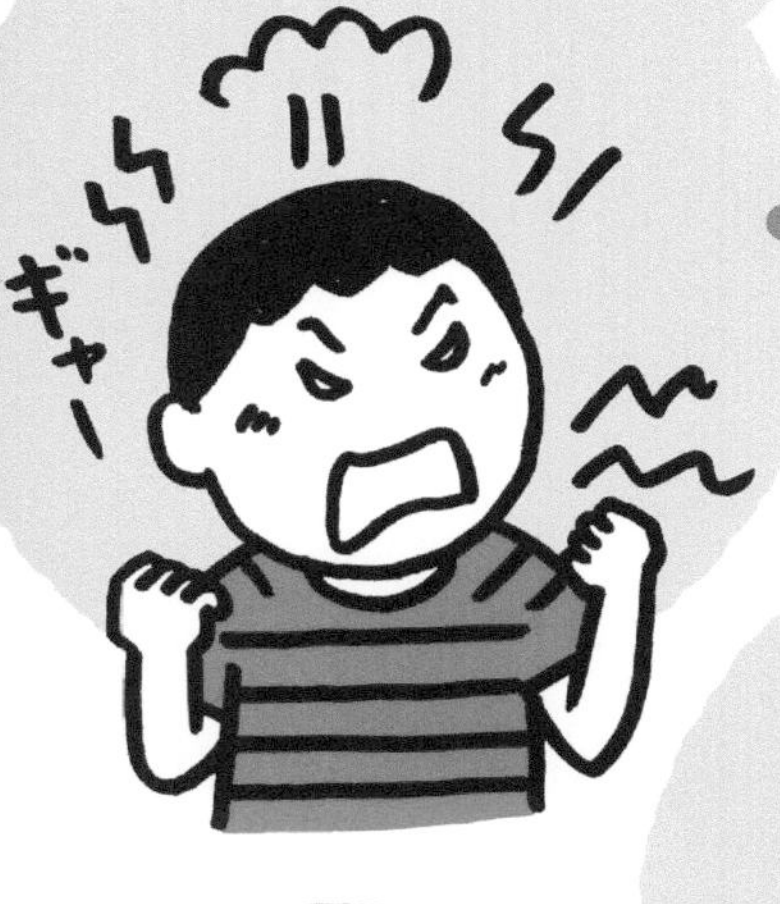

思春期

浮いた存在になりやすい

学校生活が始まり、本人をとり巻く社会が複雑になることで、コミュニティのなかで「浮く」ことが増えてくる。他人とうまくやれなくなるため、不安になったり、イライラしたり。友だちができず、親から離れられない。また、親も子どもに過干渉になりがち。

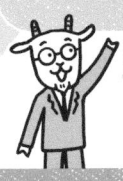

知的障害をともなわない（知的レベルが高い）発達障害の場合、大人になるまで本人も周囲も障害に気づかないことが多い。

ネットゲームにハマりやすい

発達障害の人たちは、ネットゲームにハマりやすく、過集中してしまうという特性があります。

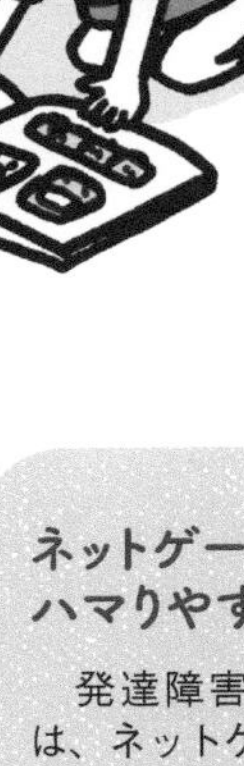

「よかれと思って」していることが依存を招いてしまう

教育虐待的発言や過干渉が危険

小中学校受験やレベルの高い学習塾通いなど、子どもによかれと思ってしていることでも、「教育虐待」になるケースがあります。また、箸の上げ下げまで口を出したり、失敗させないように先回りし、親がすべてに指示を出したりしていると、子どもは自信、やる気を喪失。ゲームの世界に閉じこもりがちに。

せっかくいい学校に行かせてあげたのに

「せっかく～あげたのに」というフレーズは、お仕着せがましく批判されたように感じる。

どうせまた失敗するんだから、次は○○して、××しなさいよ

「どうせ～だから」という言い方は、決めつけや圧迫が込められていて、子どもは絶望してしまう。

なんでいつもできないの？

とくに発達障害があると、みんなにとって当たり前のことでも、同じようにやるのは難しい。

努力が足りないんじゃないの？

とくに発達障害の場合、もともとの特性なので努力でどうにかなるわけではない。

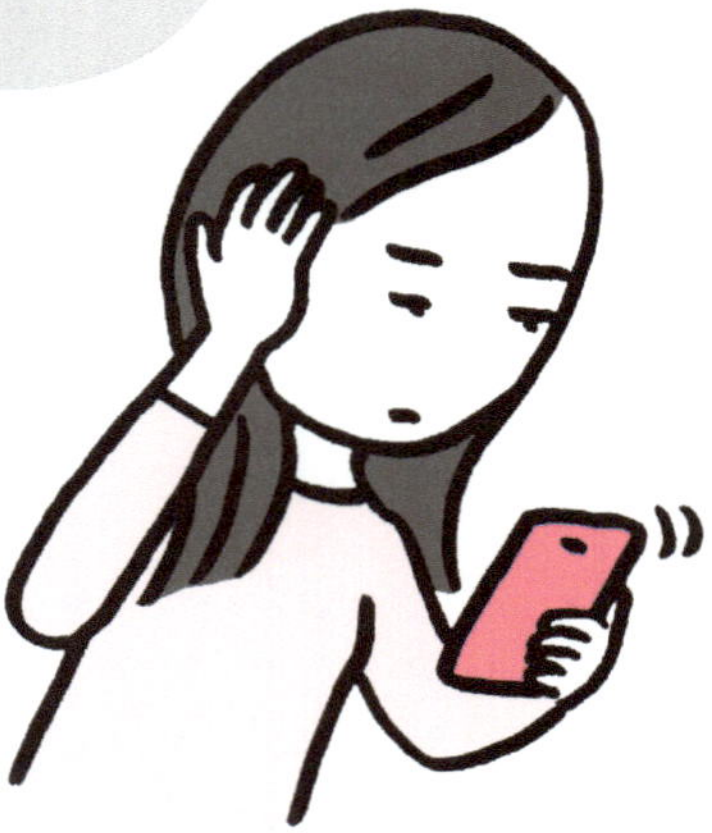

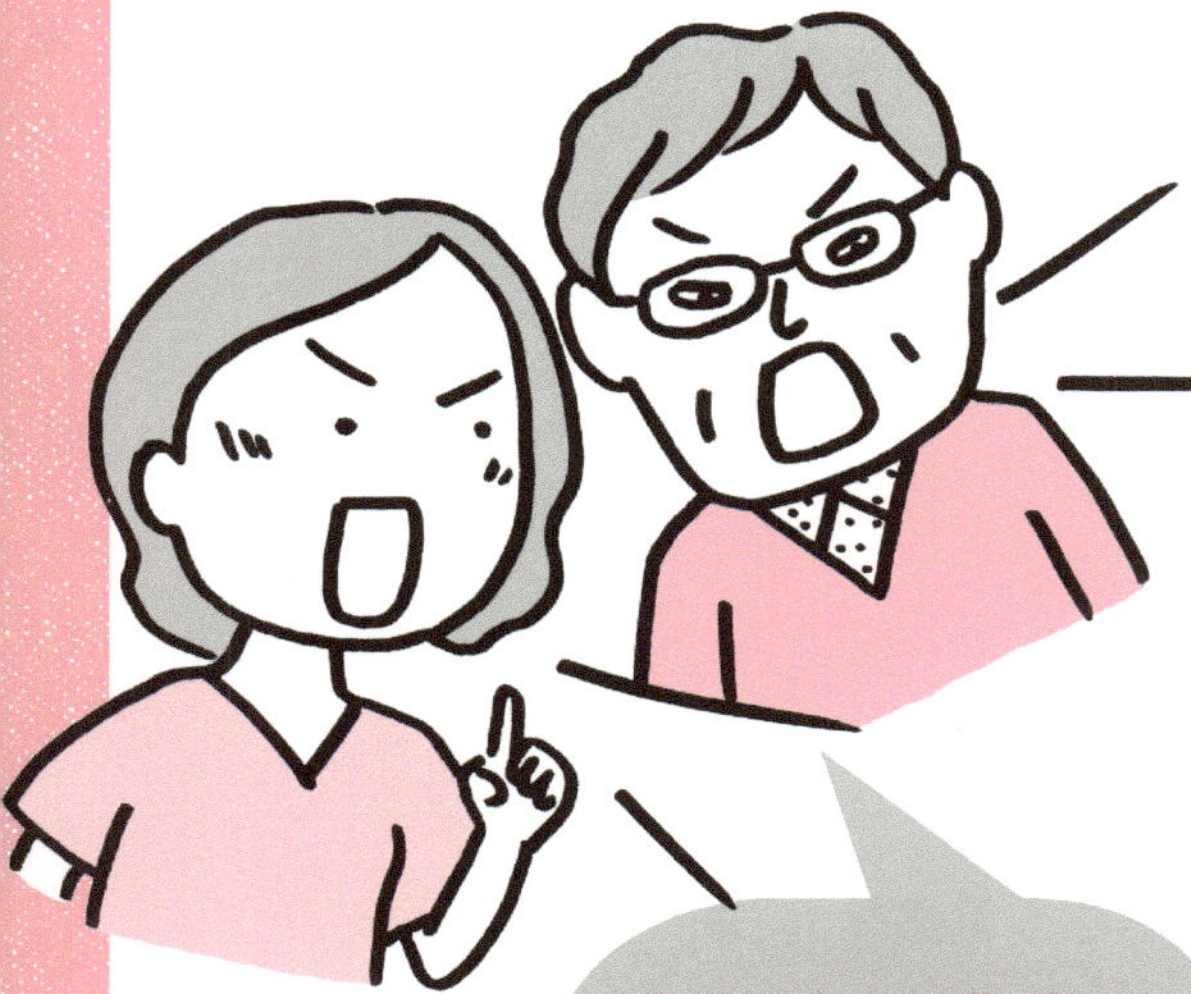

こんな言葉で子どもが傷つく

教育的指導をしようと思い、子どもに投げかけている言葉が、じつは子どもを深く傷つけてしまっていることも。ふだんの言動を思い返してみよう。

ふつうなら、誰だってできるものよ

とくに発達障害の場合、ふつうに、誰もができることをするのが難しい。言われてもどうすればいいのかわからない。

俺だってそのくらいのときはこんなことできていたぞ

親が自分の能力と比較して、子どもをなじると、子どもは自己否定の気持ちしかわかなくなり、やる気を失う。

もう少し適当にうまくやりなさいよ

とくに発達障害の場合は「適当にうまく」という程度を感覚的につかむことができない。

もっとしっかりしなさい

本人は現時点でせいいっぱいがんばっている。「もっと」という言葉で追い詰められてしまう。

4歳以前に虐待はなかった？

４歳以前に虐待を受けた場合は、10代以降につらい記憶がよみがえり、激しい感情が噴出して苦しむケースがある。依存の心的苦痛の原因になることも。親に心当たりがあるなら、精神科、心療内科での治療を考える必要がある。

こんなこと言われなくても当たり前なのに

とくに発達障害の場合、具体的に伝えられないことを推測するのは難しい。

障害の連鎖①

「孤立」と「懲罰」で依存が悪化。相談できる場が必要

ネットゲーム依存は、ゲームをするだけでなるわけではありません。その手前に一次障害があり、それを癒やそうとして生じる二次障害なのです。

まず発達障害や心的苦痛があり、二次的に依存が起こる

一次障害の大きな原因のひとつは、発達障害（P42参照）です。発達障害のある子どもは対人関係が苦手。友だちから孤立しやすく、集団生活では疲れ切ってしまいます。さびしさや疲れを癒やそうと、ゲームをやり始め、ネットゲーム依存におちいります。また、ひとつのことに過集中する傾向があります。クリアするたびに報酬が得られるゲーム特有のしくみと、過集中が合わさることで、依存に拍車がかかるのです。

もちろん発達障害以外の子どもにもネットゲーム依存は起こります。多くが学校でのいじめや家庭内不和で、学校や家庭に自分の居場所がな

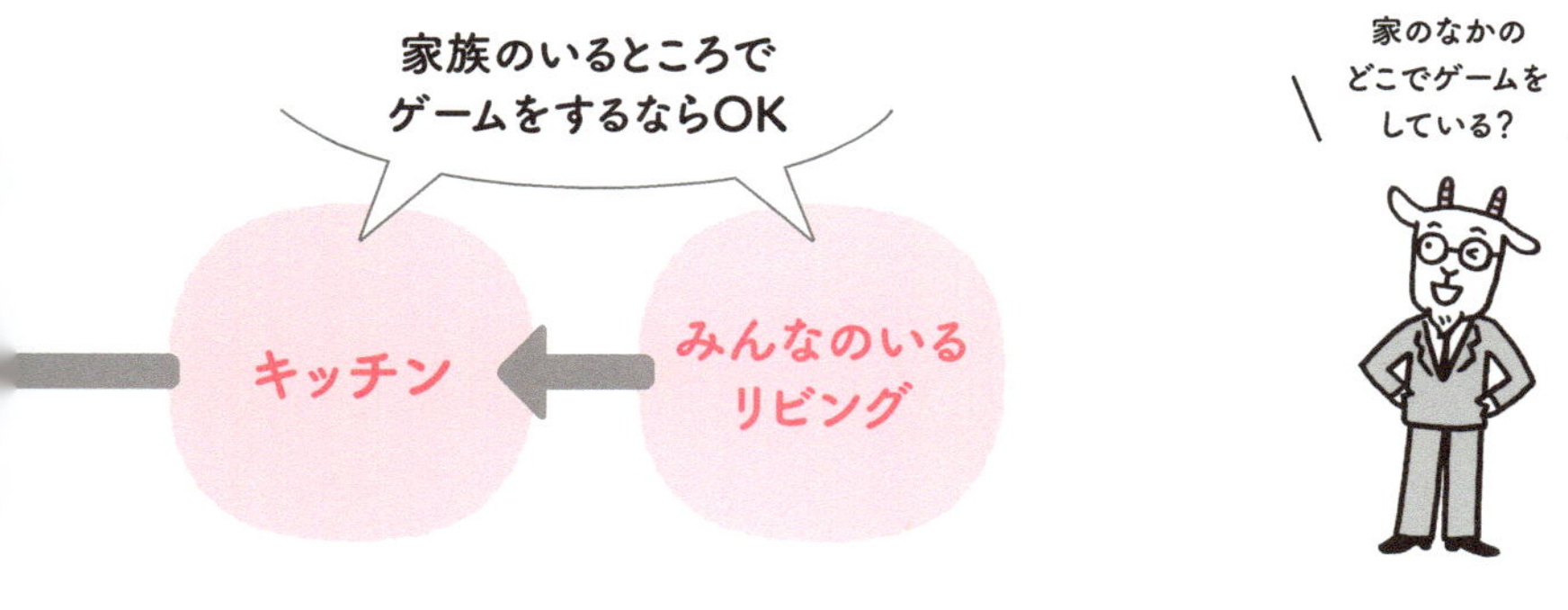
家のなかのどこでゲームをしている？
家族のいるところでゲームをするならOK
みんなのいるリビング
キッチン

いと感じる場合です。

相談できる相手がいない、一方的に叱られるのが問題

家に帰って、リビングでゲームをしているうちは、まだ安心。家がリラックスできる場として機能しているからです。

ところが、親が叱ったり、無理にゲームをとり上げたりすると、子どもは自室にひきこもるようになります。

親にしてみれば、だらけてゲームをしているように見えるのかもしれませんが、この行為は子どもにとって「生きづらさ」の解消であり、リラックスなのです。

もし子どもが、自分の抱えている問題を吐露できる場をもっていれば、ゲームはたんなる気分転換のひとつとして機能するでしょう。小一時間でゲームを切り上げることができるはずです。しかし、親にも話せず、周囲に相談相手がいない状況では、子どもはなにかで気を紛らわすしかありません。そのため、ネットゲームをやめられなくなるのです。

親の短絡的な叱責や懲罰が、ひきこもりやネットゲーム依存を重症化させることを忘れないでください。まず、家庭内で子どもの孤立感を解消し、安心して話すことができる場を設けることが先決です。

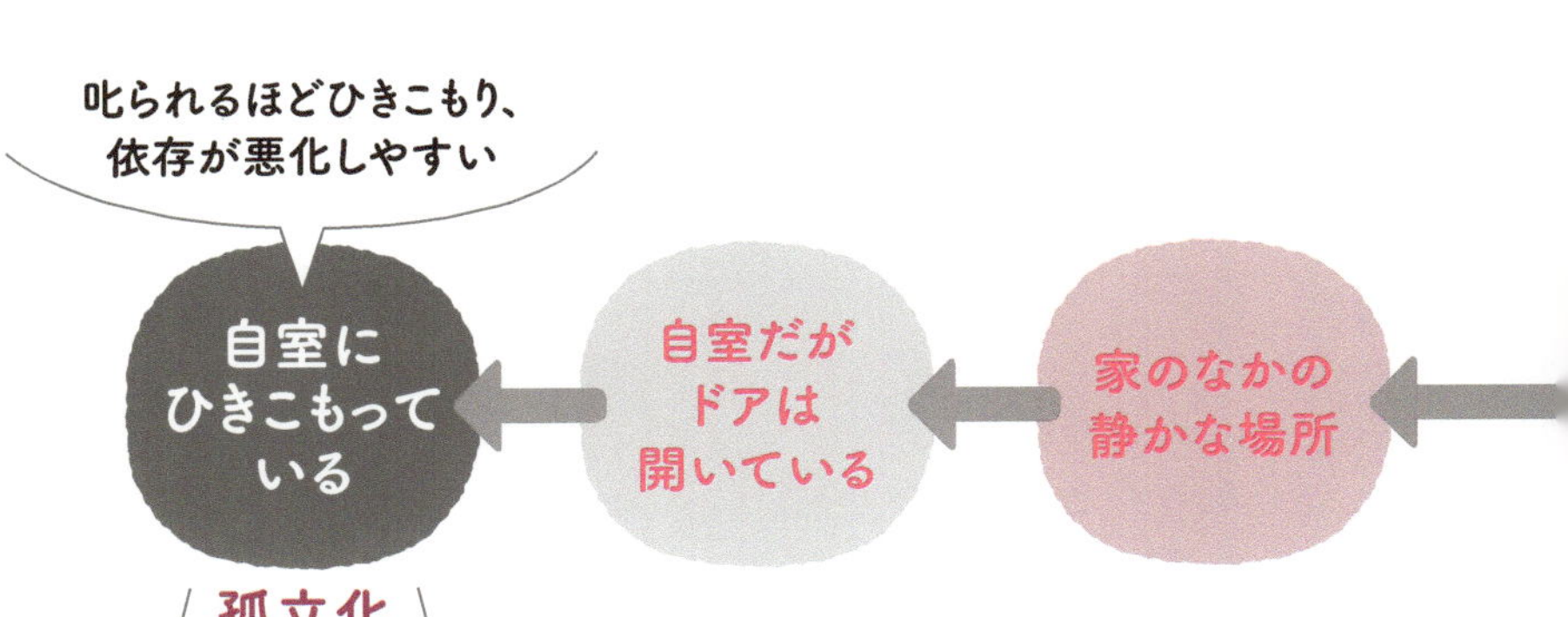
家のなかの静かな場所
自室だがドアは開いている
自室にひきこもっている
叱られるほどひきこもり、依存が悪化しやすい
孤立化

障害の連鎖❷

依存で体に影響が出ることも。それでもゲームはとり上げないで

ＷＨＯで認定されるゲーム障害（Ｐ26参照）は、生活に支障をきたすほどゲームに依存している症状を指します。不登校や昼夜逆転など生活上の問題だけでなく、身体的な問題が現れることも珍しくありません。

頭痛、エコノミークラス症候群、手足の変形も

例えば、一日中パソコンに向かっていることから生じるのは、眼精疲労などの目のトラブルや頭痛、肩こりや腰痛など。手首にこぶのように生じるガングリオンや、手に痛みやしびれを感じる手根管症候群を発症するケースもあります。長時間同じ姿勢をとっていると「エコノミークラス症候群」になることもあります。

また女の子の場合、他人とのつながりを求めるＳＮＳなどへの依存とともに、摂食障害やリストカットをくり返すケースも見られます。

身体的症状に対しては薬が効果的な場合もあります。ただし新基準の

体に生じるおもなトラブル

肥満、やせ
食生活の乱れと運動不足で、体重や体型の極端な変化が見られる。

頭痛
目の疲れや寝不足などの影響で、慢性的な頭痛が生じやすくなる。

目のトラブル
モニターの見すぎで眼精疲労や、目が乾くドライアイなどが起こる。

睡眠障害
ネットゲーム中心の生活になることで昼夜逆転し、不眠などが起こる。

エコノミークラス症候群
足の血流が滞り、血のかたまりが肺に詰まる（肺塞栓）恐れがある。

褥瘡
座り続けることにより血流が悪くなり、皮膚にただれや傷が生じる。

手首のトラブル
腫瘤であるガングリオン、神経に障害が起こる手根管症候群などが起こる。

腰痛、肩こり
肩や腰に負担がかかり、筋肉のこり、骨の変形などから痛みが生じる。

施行前なので「ゲーム症（障害）」という診断は下せません（2019年11月現在）。頭痛や不眠など、対症療法的に薬を処方し、治療します。

褥瘡ができるほどの場合でも、無理に引き離さない

薬物やアルコールへの依存は物質依存と呼ばれ、特定の物質の効果が切れると、ほしいという欲求が極度に強くなります。命にかかわる場合があるので、救急車を呼ぶ必要があります。

けれどもゲーム依存は、ゲームという行為で心の苦痛を癒やす行動依存。体に褥瘡《じょくそう》ができていても、無理にゲームから引き離してはいけません。**無理やりその行動から引き離すほうが、暴力や自死などの危険を招きます。**

子どもに褥瘡ができていたら、親はまず「この子は褥瘡ができるほど、ゲームを必要としていたんだ」ということを理解してください。

もちろん身体的な問題で命が脅かされることもあります。ゲームをとり上げてはいけませんが、対策を講じないのも危険です。**親は必ず精神保健福祉センターに相談し、指示を仰ぎましょう**（P50参照）。

福祉や医療の力を借り、親の対応を変えていき、子どもの孤立を解消できれば、依存から抜け出せ、身体的な問題の治療も容易になります。

CASE

パソコンにくわしい教師を通じて依存から脱出

小学校６年生のときに、ネットゲーム依存になり、学校に行けなくなった男の子。母親の訴えを機に、学校と保健所双方でのサポートが始まりました。

父親から受ける暴言が彼の心の苦痛になっていることがわかり、進学先の中学教師でプログラミングにくわしい男性に相談役になってもらいました。教師との交流を通じて、悩みを話すようになるだけでなく、プログラミングの勉強もスタート。依存を脱し、プログラマーになる夢を抱くようになりました。

発達障害との関係

依存の背景に発達障害の傾向。知的ゆえにネットに向かう

ゲーム依存の人の約7割に発達障害が見られるといわれています。

成長するにつれて居場所を失いやすい

発達障害とは、できることとできないことの差が激しく、発達に凹凸がある特性です。対人関係が苦手な自閉スペクトラム症（ＡＳＤ）、多動で不注意な傾向のあるＡＤＨＤ（注意欠如・多動症）、読み書きや計算が苦手なＬＤ（学習障害）があり、いずれかが重なって現れる場合もあります。

発達障害のある子どもは、社会的コミュニケーションが苦手でいじめなどの被害にあいやすくなります。ひきこもり、不登校とともに、現実世界からの逃避としてネットゲームにハマります。

発達障害の症状が軽いと、なかなか問題があることに気づけません。

年齢が上がるにつれて得意・不得意の差が大きくなり、人と異なる特性

代表的な3つの発達障害

LD（学習障害）

知能の発達には問題がないが、「聞く」「話す」「読む」「書く」「計算」「推論」のうちひとつ以上の能力に問題がある。バランス感覚が乏しく、またADHDをともなうケースも多い。

自閉スペクトラム症（ASD）

知的な障害があるケースから、ないケースまで。「人とのかかわりが苦手」「コミュニケーションがうまくとれない」など対人関係にトラブルが生じがち。感覚過敏なケースも多い。

ADHD（注意欠如・多動症）

知能の発達には遅れがないが「多動」「不注意」「よく考えずに行動する」という特性があり、忘れ物が多かったり、同じペースを保ったまま過ごすことが苦手だったりする。

がはっきりしてきます。集団のなかでますます居場所を失い、ゲームに依存しやすくなります。

知的レベルが高く理系・芸術系の天才といわれる子も

発達障害には、知的障害をともなうタイプもあります。ただしこの人たちがハマるゲームは、ネットにつながっている必要はありません。

逆に知的障害がない発達障害（とくに自閉スペクトラム症、ＡＤＨＤ）の人たちは、オンラインのネットゲームでなければハマりません。インターネットは、つねに更新され、尽きることがない情報の海。彼らにとって、知的好奇心を満たしてくれる場所なのです。

また、発達障害とネットゲーム依存をあわせもつ子どものなかには、理数系や音楽などの芸術系に天才的な才能を発揮する子どもたちも見られます。学校や家庭で、不得意分野をけなされたり、無理強いされたりすることで、心に傷を受け、ゲームに向かい依存におちいるのです。

発達障害の子どもたちは、生まれつき感覚が鋭いうえに、対人関係で強いストレスを受け、外では過緊張状態が続きます。家族は受容的に接し、プレッシャーの少ない環境を整えることが大切。環境が整えば、ゲームに過度に依存する必要もなくなります。

発達障害のある人は特異な才能を発揮することも多い

発達障害は、障害というよりもその子どもの特性です。できることと、できないことの凹凸の差が、一般の人よりも大きいだけです。

特異な才能を発揮する著名人もたくさんいます。例えばIT業界ではマイクロソフトの創業者ビル・ゲイツや、アップルの創業者スティーブ・ジョブズも、発達障害であることを告白しています。アインシュタインやエジソン、モーツァルトも発達障害だったと考えられています。

親の理解と態度❶

センセーショナルな報道に注意。依存の奥底の声に耳を傾ける

メディアではゲーム依存やゲーム障害について、「廃人になる」「脳に異常が起きる」などのセンセーショナルな報道が目立ちます。もちろん一部に真実はありますが、極端で稀なケースをとり上げていることが多く、いたずらに踊らされない冷静な姿勢が大切です。

ゲームより、両親の不仲、暴言、暴力で脳は壊れる

ゲーム依存は脳の異常と結びつけられがちですが、じつは、脳の異常には、もっと深刻な原因があります。それは虐待です。

虐待には、暴力だけでなく、暴言や両親のモラハラ、ＤＶの目撃なども含まれます。成長過程でこうしたつらい体験をすることによって、子どもの脳は傷つけられ、成長に偏りが生じ、将来の性格や行動パターンに影響することがわかっています。

一方で、成長期にある脳は、回復する力ももっています。虐待で一時

的に影響を受けたとしても、元に戻る可能性があります。

親は、気づかないうちに子どもに虐待行為を向けていないか、行動や家庭環境を見直し、子どもが安心できる場をつくることが必要です。

なぜ依存しなければならなかったのかを考える

子どもがゲームに依存しているとき、「節度をもってゲームをしなさい」などと正論をふりかざしても、役には立ちません。親は、子どもがなぜゲームにハマっているのかを真剣に考えましょう。

例えば、夜中になると戦闘系ゲームをやり続け、朝は疲れ果て、起きられなくなってしまうとき、つい「起きられないこと」を叱っていないでしょうか。

夜中のゲームは「元気の前借り」。子どもは、疲れや苦しみを癒やし、元気になりたくてゲームをしていたのです。親は、子どもが、眠らずゲームをやり続けないと解消できないほどの心の苦しみを抱えているのだ、と捉えましょう。

「ゲームをすると脳が壊れるかも！」と心配するより先に、依存の原因を冷静に見極めることが大切です。それを解消することが、ゲーム依存の重症化を防ぎ、回復させる道です。

親自身が、その親の被害者であることも

虐待をする親は、自分が子ども時代、親による虐待の被害者だった傾向が高いとされています。もし、幼い頃のつらい経験が解消されていないなら、心療内科などを受診してみましょう。治療を受け、わが子への虐待をやめる意志をもつことで、世代間連鎖を断ち切ることができます。

親の理解と態度②

親がやれることは、本人の置かれている環境の改善

ゲーム依存が見られても、いきなりゲームをとり上げたり、壊したりしてしまうと、状況は悪化します。親は、まず家庭環境を見直し、本人との関係を改善することが大切です。

孤立のない「楽園」では、依存に向かうことが少ない

ここで解決のヒントになるのは、楽園ネズミと植民地ネズミの実験です（下参照）。エサが豊富、仲間のネズミたちがいて、滑車などの遊び道具がある場所で過ごしている「楽園ネズミ」と、なにもない小さなオリに1匹だけ入れられた「植民地ネズミ」がいます。中毒性の高いモルヒネ水を同じように与えたところ、植民地ネズミは早くからモルヒネに依存してしまったのに対し、楽園ネズミの依存性は低く、ほとんどモルヒネに興味を示しませんでした。

この結果から推測されるのは、依存症の原因が「依存させるもの」に

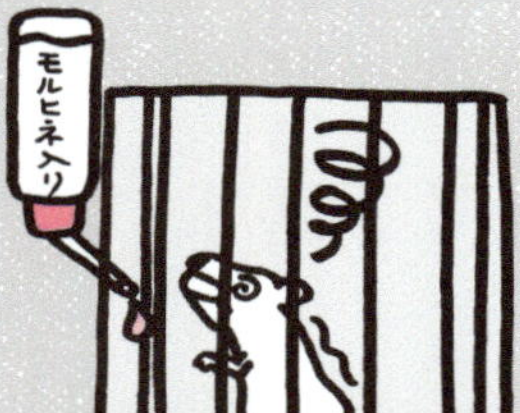

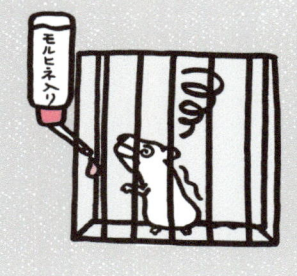

●植民地ネズミ

16匹を1匹ずつ金網のオリに隔離。頻繁に大量のモルヒネ水をのむようになった。味を劣悪にしても、依存性は高まった。

ラットパーク実験

ラットパーク実験とは、カナダで1970年代の終わりに行われたサイモンフレーザー大学のブルース・アレクサンダー博士らの実験。32匹のネズミを、16匹ずつふたつの環境に置き、モルヒネ入りの水に対する依存性を調べたもの。

あるのではなく、生活している「環境」にあるのではないかということです。支配と否定をされない快適な環境で暮らしていれば、依存へのニーズは減少するというわけです。近年、「児童虐待がなくなれば、アルコールなどへの依存症は65％減少する」というハーバード大学での研究結果も発表され、環境と依存症との関係に関心が集まっています。

親が話し方や態度を変えると、依存がおさまっていく

依存に苦しむ子どもの環境を改善するには、親が「ダメな奴だ」と子どもを否定したり、お受験を強要したりするのをやめ（オリから出す）、受容的な態度を示すことです。そのためには、先に親自身がカウンセリングなどを受け、心のケアを行わなければいけないケースもあります。

親の話し方や態度が変化し、「自分が受け入れられている」と感じるようになると、子どもの心はやわらぎます。ゲームへの依存も目に見えて減っていきます。

具体的な手法としては、ＣＲＡＦＴ《クラフト》という家族のための依存症治療プログラムが有効です（Ｐａｒｔ４参照）。親子関係が改善されたら、子どもの視野をゲーム以外のものにも向くようにしていきます。ゲームは唯一の「心の杖」から、自慢の特技のひとつになっていきます。

●楽園ネズミ

16匹全員、食料がじゅうぶんに与えられ、隠れたり遊んだりできる快適な環境に置かれた。モルヒネ水への依存性は低かった。

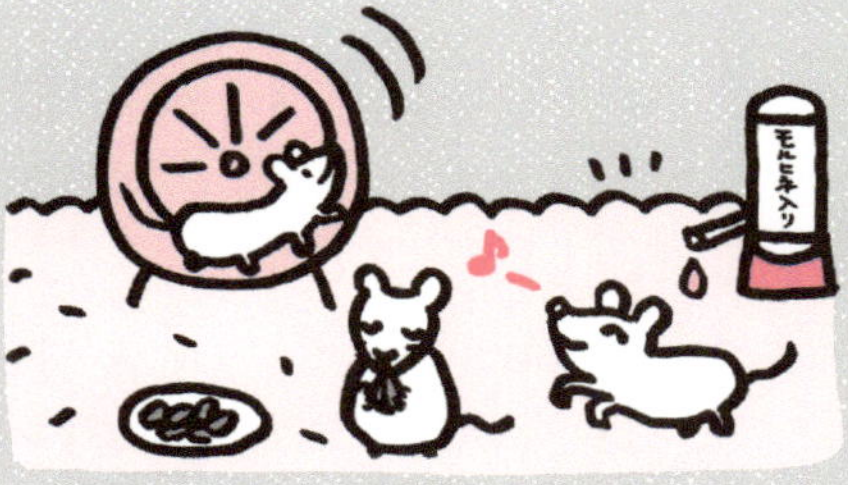

孤立の回避❶

子どもだけでなく親も孤立。相談先とつながることが大事

楽園ネズミの実験などから、依存には環境が大きく作用していることがわかってきました。イギリスのジャーナリスト、ジョハン・ハリは、依存を抜け出すカギは、人とのつながりだと主張しています（下参照）。

「アディクション」の反対は「コネクション」

ジョハン・ハリは、家族が依存におちいった経験から、依存についての調査を始めました。その結果、「依存症は懲罰で解消することはできず、自分を大切に思う人とのつながりによってしか脱却できない」という結論にたどり着きました。そして、「アディクション（依存）の反対はコネクション（つながり）」という主張を発信しています。

大切な人が依存におちいったとき、「依存をやめなければ関係を断ち切る」という懲罰的な脅しには効果はありません。それよりも、「あなたがどういう状況でも、私はあなたと一緒にいるよ」と、大切な人を

国際的にも依存に対する認識は変わりつつある

ジョハン・ハリは、人を依存に向かわせるのは孤立感であり、「つながり」があれば、人は依存から脱却できると主張しています。根拠のひとつは、ポルトガルの事例です。ポルトガルでは、依存症を社会全体で受け入れる政策に切り替えた結果、依存症患者が激減しました。現在、この結果は世界的に注目され、依存症を懲罰ではなく人とのつながりによって減らしていこうとする動きが広まりつつあります。

● 「依存症―間違いだらけの常識」https://www.ncasa-japan.jp/overseas

無条件に受け入れ、それを伝えることが大切なのです。

親は、子どもを思うあまり厳しく叱り、なんとかして依存をやめさせようとします。けれども、依存を脱却するのに必要なのは懲罰ではなく、「つながり」です。孤立感から依存に向かう子どもに対し、親は「孤立していないよ」というメッセージを伝えなくてはなりません。

周囲には理解されず、親自身も孤立しやすい

子どもがゲーム依存になると、多くの家族は周囲から孤立してしまいます。もともと家庭内にＤＶや不和などの問題を抱えていることが多く、子どもが依存症で不登校になったりすると、さらに機能不全におちいってしまいます。なかには、父と子に発達障害があり、母親ひとりで悩みを背負い込んでうつを発症することも珍しくありません。

母親は自責の念が生じて、子どもをしつけようと叱責します。子どもがゲームをするたびに裏切られた思いになり、否定的な言葉を投げかけます。すると子どもはさらに心的苦痛が増し、ネットゲームへの依存を深めていきます。

こうした悪循環を断ち切るには、問題を家族で抱え込むのをやめ、福祉、医療など、周囲に支援を求めるしかありません。

親子で悪循環におちいる

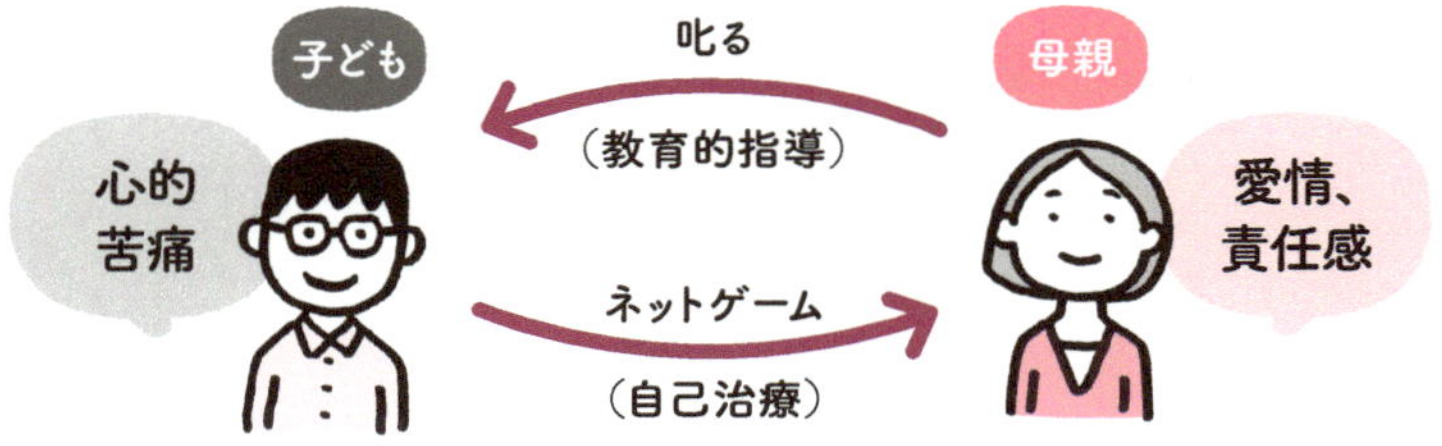

叱るほどネットゲームにのめり込む子どもを見て、親は裏切られたような気持ちになる。さらに叱るようになり、悪循環で閉塞状態に。

孤立の回避❷

対立ではなく応援&寄り添い。まず精神保健福祉センターへ

家族のことで悩んでいても「恥ずかしいから」と、他人に相談できない人は多いものです。

けれども、子どものことで悩むのは、親の責任感の現れです。恥ずかしいなどと思わずに、相談窓口を訪ねましょう。

最初は親だけで相談に行く

子どもの依存症などの問題は、精神保健福祉センターや保健所などの諸機関で、専門家が対応してくれます（P53参照）。

初めは、親（両親そろわなくてもOK）だけで行ってください。子どもを連れて行くと、子どもに原因があるという意識が強く働いてしまい、治療がうまく進まないからです。

頭では「依存症は環境の問題」とわかっていても、「子どもが心的苦痛から生きのびるためにやっている」ということを感情レベルで理解し

発達障害については支援センターを訪ねて

地域の発達障害者支援センターでは、発達障害者本人や家族からの相談に専門家が対応し、助言や指導を行うほか、情報提供や医療・教育・労働など連携機関への紹介も行っています。

発達障害の可能性がある場合には、地域の支援センターを訪ねてみましょう。

ないと、親は子どもにいら立ち、同じ対応をくり返してしまいます。

このため初めの相談では、状況がもっともよくわかっている親（母親）がひとりで話をし、子どもをとり巻く環境の問題について客観的に見直す必要があります。

相談で、母親の認識が変わり、子どもへの接し方が変わると、それだけで子どもに変化が生じることがあります。母親の変化を見て、子どもは抵抗なく親とともに相談に訪れるようになるでしょう。

親子関係が改善してきたら、楽しい目的を提案して誘う

子どもを相談に連れて行くのは、親子が和解したときが目安です。子どもは、親が自分を否定せず、無条件に受け入れてくれていると感じれば、安心して親に心を開くようになります。

徐々に親子関係が改善してきたら、子どもを相談に連れて行きましょう。誘いづらい場合には、「ごほうび」が役に立ちます。例えば「帰りに焼肉食べよう」とか、「本屋さんに寄ろうか」などと、好きなものをごほうびにして誘うのです。

子どもが喜んで来てくれそうなものを提示すれば、親子で自然に出かけることができるでしょう。

CASE

夫の発達障害に気づくことで、息子の依存が改善

息子のネットゲーム依存でクリニックに相談に来た母親は、カウンセリングを受けるうちに、息子だけでなく夫（息子の父親）にも、発達障害の傾向があることに気づきました。

発達障害の理解を深め、まず夫に対して受容的な態度で接するようになると、それまでけんかがたえなかった夫との関係が改善していきました。その影響もあってか、息子のネットゲームの時間が短くなり、家族の会話が戻ってきたそうです。

祖父母と同居の場合、価値観のすり合わせが必要

親が子どもを理解し、それを受けて子どもが依存から脱却するプロセスには時間が必要です。とくに祖父母のいる大家族では、世代間ギャップの難しさもあります。往年のスポ根マンガのような根性論を美談と思う祖父は、現代の子育てに不満かもしれません。スマホやネットゲームに夢中になる孫には、いら立ちも覚えるでしょう。

このように祖父母のいる大家族では、価値観を理解してすり合わせる作業が必要となるため、解決まで数年かかることもあります。

ゲーム、不登校をやめること自体を目的としないで

回復とは、ゲームや不登校をやめることではありません。子どもの孤立感がやわらぎ、幸せを感じられるようになれば、それが回復です。発達障害をもつ子どもが、サポート校に転校したおかげで、ネットゲーム依存を脱し、大学を目指したケースもあります。

「ゲームをやめさせよう」とか、「学校に行かせよう」と、子どもを自分の考えで支配することはやめましょう。心地よい環境を用意すれば「楽園ネズミ」のように、子どもは自然にネットゲームから離れます。

CASE

依存するコンテンツが安全なものに変わっていく

ある受験校に通っていた男の子は、自閉スペクトラム症があり､戦闘系ゲームに依存していました。幸い親が理解を示すようになって親子関係が改善。「ハイスペックなパソコンがほしい」と、アルバイトを始めたところ、自分に自信がもてるようになったそうです。

それとともにゲームのコンテンツも、戦闘系からストーリー性の高い癒やし系のものに変化していきました。

将来の夢は「ゲームクリエイターになること」だと話しています。

おもなネットゲーム依存の相談先

精神保健福祉センター

精神保健福祉法で定められた機関で、心の問題や病気に悩む本人や家族からの相談、思春期・青年期の精神医学的問題についての相談に専門職員が応じています。「こころの電話相談」では、面接相談申込受付のほか、電話相談員による簡単な助言や医療機関等の情報提供も行っています。

● **厚生労働省HP　「全国の精神保健福祉センター一覧」**
https://www.mhlw.go.jp/kokoro/support/mhcenter.html

保健所

こころの健康、保健、医療、福祉に関する相談のほか、思春期の問題やひきこもり、依存症等に関する家族からの相談などに、医師や保健師、精神福祉士などの専門家が対応します。電話や面談による相談が可能です。要望によっては、保健師が家庭訪問をしてくれる場合もあります。

子ども家庭総合支援拠点（子ども家庭支援センター）

子どもとその家庭及び妊産婦等の福祉と支援を目的として設置された、厚生労働省の市区町村子ども家庭総合支援拠点です。管轄内のすべての子ども世帯等を対象として幅広い相談に対応し、助言やカウンセリング、支援などを行っています。全国の市区町村単位で整備が進められています。

依存症専門医療機関

全国には、依存症回復のための専門的な医療機関や回復施設などがあります。ただし、ネットゲーム依存についてはまだ研究段階なので、対応してくれる機関は多くありません。各医療機関等に電話で相談し、子どものネットゲーム依存に対応してもらえるかどうかを確認してみましょう。

● **依存症対策全国センターHP「全国の相談窓口・医療機関を探す」**
https://www.ncasa-japan.jp/you-do/treatment/treatment-map/

暴力の危険には

暴力に訴えたら、すぐ１１０番。警察の生活安全課を頼る

親子が家庭内で対立した場合、つい感情的になってどちらかが暴力に訴えてしまうこともあります。世間の目を気にして警察を呼ぼうとしない親が多いようですが、迷わず１１０番することをおすすめします。

まず親のほうが手を上げることが多い

もっとも多いのは、父親が子どもに激高し、言うことを聞かせようとして殴るケースです。または反対に、ゲームをとり上げられていら立った子どもが、親に暴力をふるうこともあります。

どちらの場合も、親子だけで解決しようとせず、必ず警察を呼んでください。たとえ親子間のけんかでも、暴力が連鎖して、死傷事件などのとり返しのつかないことになるかもしれません。

また、子どもの暴力に屈して、一度でも親が言うことを聞いてしまうと、子どもは「暴力」を有効な手段という歪んだ認知をもつようになり

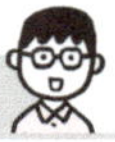

悩んでいるあなたへ

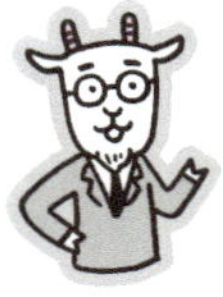

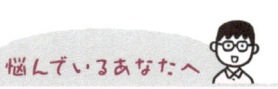

親の暴力も迷わず110番して

ネットやゲームあるいは登校、不登校を巡ってお父さん、お母さんから暴力や暴言を受けていたりしませんか？　依存症は「閉ざされた関係性」のなかで発症・重症化していきます。親からの暴力に耐え忍ぶ意味はありません。「パパ（ママ）から暴力（暴言）を受けているんです」と110番してみましょう。学校で暴力を受けているのに、先生が助けてくれないときも同じです（P58参照）。

ます。すると、つらいことがあるたびに、子どもは暴力に訴えるようになり、暴力がエスカレートしていってしまいます。

警察を呼ぶのは「あなたを守るためだ」と伝える

「家庭内のけんかで110番」というと大げさに聞こえますが、じつは警察は、家庭内暴力に慣れています。

とくに、生活安全課の警察官は、保健所の精神保健福祉部門と連携をしていることも多く、家庭内暴力への対応も心得ています。家庭内暴力が、子どもだけの問題ではないということも理解しているので、子どもに厳しく当たるようなこともしません。子どもの話をじっくり聞いて、心を落ち着かせてくれる人もいます。

ただし、いきなり警察が来ると、子どもは、親によって自分が警察に売られたように感じ、裏切られたように思うかもしれません。そのような不信感をもたせないために、警察を呼んだら必ず、親はこのように説明してください。

「あなたを守るためにおまわりさんに来てもらったよ」

あくまで本人を守るためだと伝えるのです。親も警察も、自分を守ってくれるのだと認識できれば、子どもは安心できます。

CASE

警察官でも理解してくれると思えたら、心を開く

夜中、宿題をせず、ゲームをしている息子に腹を立てた父親がゲーム機をとり上げました。息子はバットをふり回し「死んでやる」と大騒ぎに。

駆けつけた警察官はその子の話に1時間半も耳を傾けたそう。

「ひきこもりで誰とも話をしなかったのに、こんなに話をするなんて」と、親は驚きました。その日から息子の態度に変化が現れたそうです。理解してくれる大人に、心を開いたことが、回復へのきっかけとなったのです。

子どもがとり組む

ゲームをしている自分について考えよう

ネットゲームをしているときの自分をふり返ってみてください。ゲームをしたいと思う気持ちや、家族との関係などを思い出し、ひとつずつ言葉にして、書き出していきましょう。自分でも気づかなかった心の問題や、「助けて」という心のつぶやきが聞こえてくるかもしれません。

いろいろなことを思い出してつらい気持ちになっても、大丈夫。あなたの心の悩みや苦しみを受け止めて、一緒に解決してくれる相談先はたくさんあります。

ネットゲームをするとどんなよいことがある？

ここで感じるネットゲームの喜びが、もしかしたら日常生活で失っていること、切望していることかもしれません。

ネットゲームに夢中になり、家族とトラブルになったことは？

いつ頃？

誰と？

どんなことで？

理解されず、つらい思いをしましたね。家族とどう和解したらいいのかわからなくなっているのかもしれません。家族や家族以外の大人で、打ち明けられる人はいますか？

学校やアルバイト先の問題、お金の問題を抱えていない？

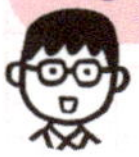

学校やアルバイト先でのトラブルを抱えていたり、おこづかいを超えた課金をしてでも、ネットゲームをしたくなるようなら、誰かの手助けが必要です。

どんなときにネットゲームを長時間やりたくなる？

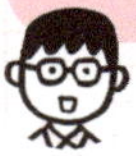

- □ 学校から帰ったとき
- □ 塾やお稽古ごとから帰ったとき
- □ 叱られたとき
- □ いやな気持ちになることを言われたとき
- □ 無視されたとき
- □ 暴力をふるわれたとき
- □ 人から命令口調で言われたとき
- □ ダメなやつ扱いされたとき
- □ 友だちや兄弟姉妹と比べられたとき
- □ がんばったのに誰にもほめてもらえなかったとき
- □ すごく緊張したとき
- □ すごく集中したとき
- □ 急かされたり、焦らされたりしたとき
- □ 家族がけんかしたとき
- □ 誰かとしゃべりたくなったとき
- □ 昔のいやなことを思い出したとき
- □ 「死にたい」「消えたい」という思いにかられたとき
- □ その他

ネットゲームをやり続けてしまうきっかけに注目。現実社会で「いやだ」「逃げたい」と思うことではありませんか？　あなたの心がSOSを発しているのかもしれません。

●子どもの相談先については次の頁で紹介しています！

現実世界での味方を見つけよう

ゲームをやめられないのがつらいのではなく、つらいことがあるからゲームをしているのかも、と気づいたら、誰かに相談しましょう。

家族や先生が無理なら、近くにものわかりのいい大人はいませんか？　ネット上の怪しげな相談室や、課金でお金をとるサイトはダメ。とくに女の子はターゲットにされやすいので、要注意です。身近に頼れる大人がいなければ、迷わず相談窓口を使いましょう。電話やチャット相談もあります（下記は 2019 年 11 月現在の情報）。

電話&チャット　チャイルドライン®

18 歳までの子どもが利用できる電話相談。秘密は守り、名前や連絡先なども言わなくてOK。途中で切ってもかまわない。「チャット相談」を開催する日も。HP を確認しよう。

URL　https://childline.or.jp

0120-99-7777（通話料無料）　＊16:00～21:00（年末年始12月29日～1月3日は休み）

電話　24時間子供SOSダイヤル

一年中、24 時間かけられる電話相談。保護者の相談も受けつけている。文部科学省の指導のもと、都道府県及び指定都市教育委員会で実施している。

URL　http://www.mext.go.jp/ijime/detail/dial.htm

0120-0-78310（通話料無料）

電話&メール　子どもの人権110番

いじめ、暴力、不登校などの問題を電話で相談できる。法務局の職員や人権擁護委員が秘密を守り、対応する（保護者も利用できる）。また、メールでの相談も受けつけている。

URL　http://www.moj.go.jp/JINKEN/jinken112.html

0120-007-110（通話料無料）

＊平日月～金曜日 8:30～17:15

＊つながらない場合（通話料有料）　http://www.moj.go.jp/JINKEN/jinken112-1.html

子どもの人権SOS-eメール　https://www.jinken.go.jp/soudan/PC_CH/0101.html

チャット& LINE　よりそいチャット

インターネットよりそいチャット。一般社団法人社会的包摂サポートセンターが運営するリアルタイムのチャットとLINEでの相談。ウサギのキャラクターが、チャットルームやLINEのトークルームで相談に乗る。

URL　https://yorisoi-chat.jp/　＊月、火、木、金、日曜日17:00～22:30（受付22:00まで）

〈友だち登録〉【LINE ID】@yorisoi-chat　【LINE アドレス】https://t.co/2KUr5yFKcE

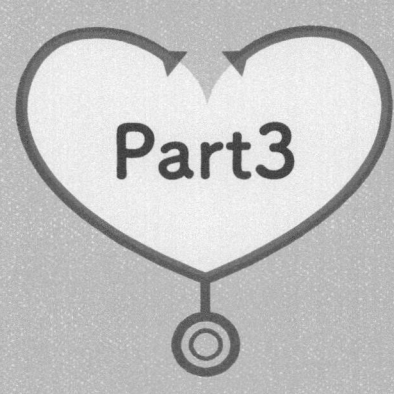

Part3

ネットゲームを無理やりとり上げてはダメ

楽しみを増やし、
日常に居場所をとり戻す

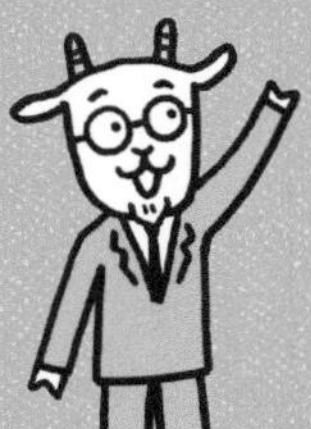
楽しみと居場所が増えれば、
自然にネットゲームから
離れられます！

無理にゲームはやめさせず、それ以外の「依存先」も見つける

生活のなかで楽しめるものを見つける

ネットゲームは子どもの「心の杖」。無理やりやめさせようと対立するより、子どものために複数の依存先を見つける手伝いを。ほかの杖があれば、ゲームの依存度を減らすことができます。依存の条件は、①プレッシャーが少なく、受容的で温かい環境　②楽しいこと　③人に認められること、の３つです。

1 まず、リラックスして過ごせる場所をつくる

うちのなかに敵対する相手がいない状態をつくる。とくに発達障害があると、外では緊張状態が続いている。家では構えることなく、素の自分でいられるように、家族がやさしく受け入れる。

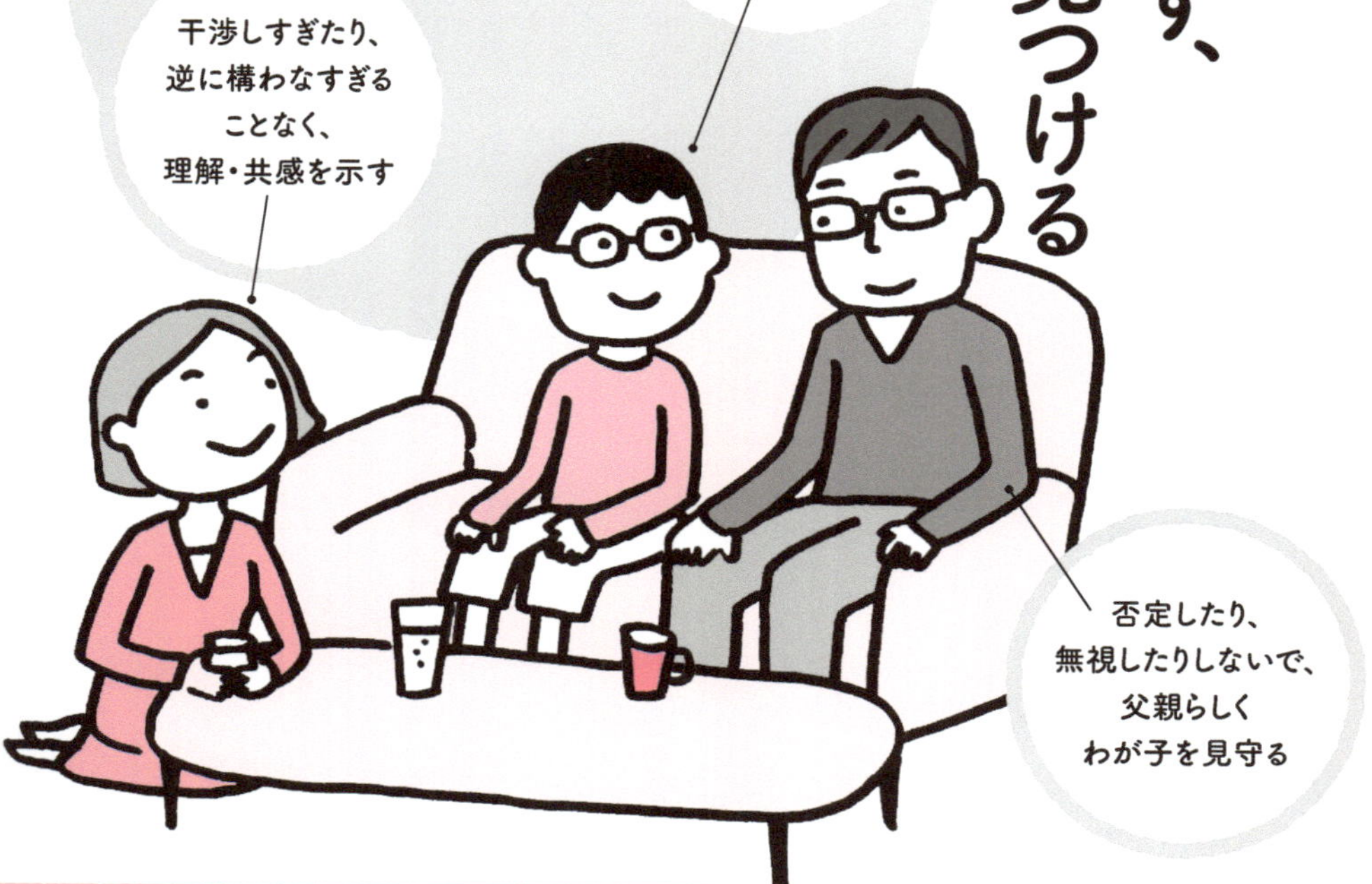
家庭で受け入れられ、安心して過ごせる場所だと確信がもてることが大事
干渉しすぎたり、逆に構わなすぎることなく、理解・共感を示す
否定したり、無視したりしないで、父親らしくわが子を見守る

ネットゲームに
ハマる以前に
好きだったことを
思い出してみよう

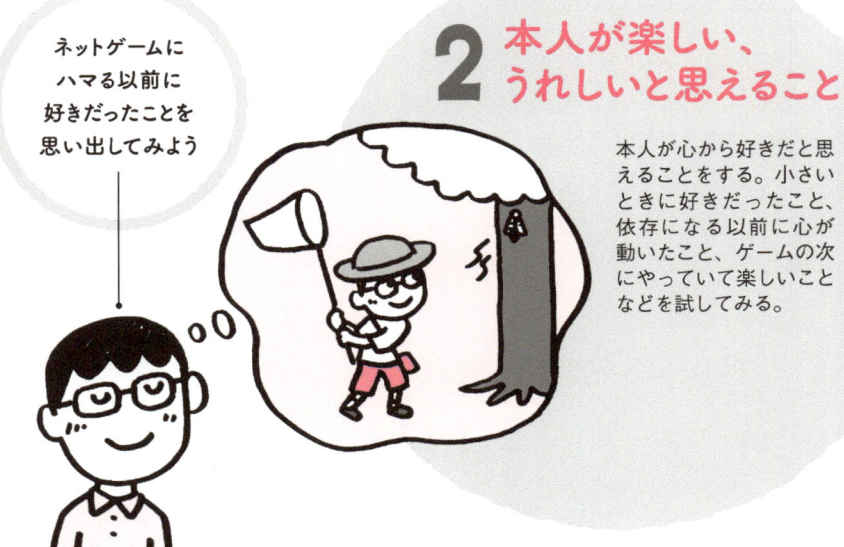

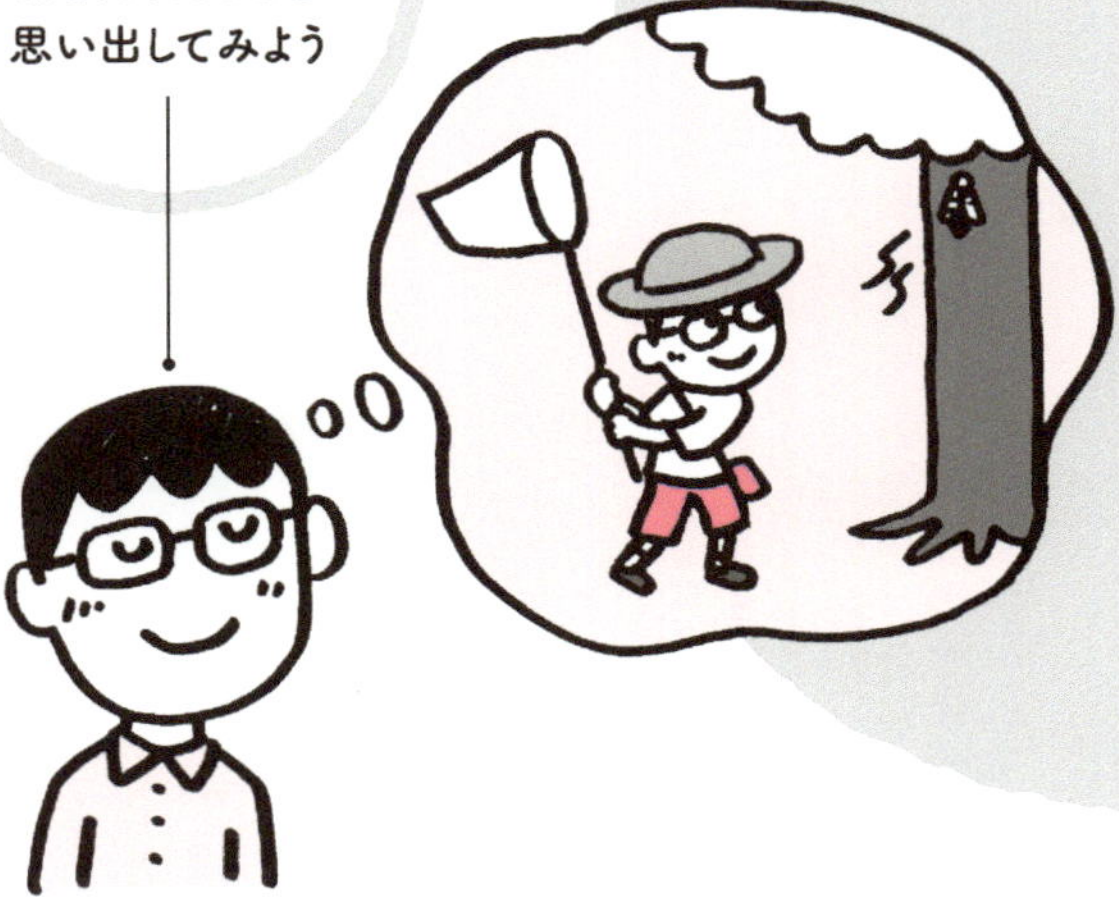

2 本人が楽しい、うれしいと思えること

本人が心から好きだと思えることをする。小さいときに好きだったこと、依存になる以前に心が動いたこと、ゲームの次にやっていて楽しいことなどを試してみる。

3 他人から認められ、自己肯定感を高められること

得意分野で、他人に勝ったり、ほめられたりしたことがあること。また、他人から感謝されたり、喜ばれたりするようなことをやってみる。条件が許すなら、アルバイトなどが効果的。

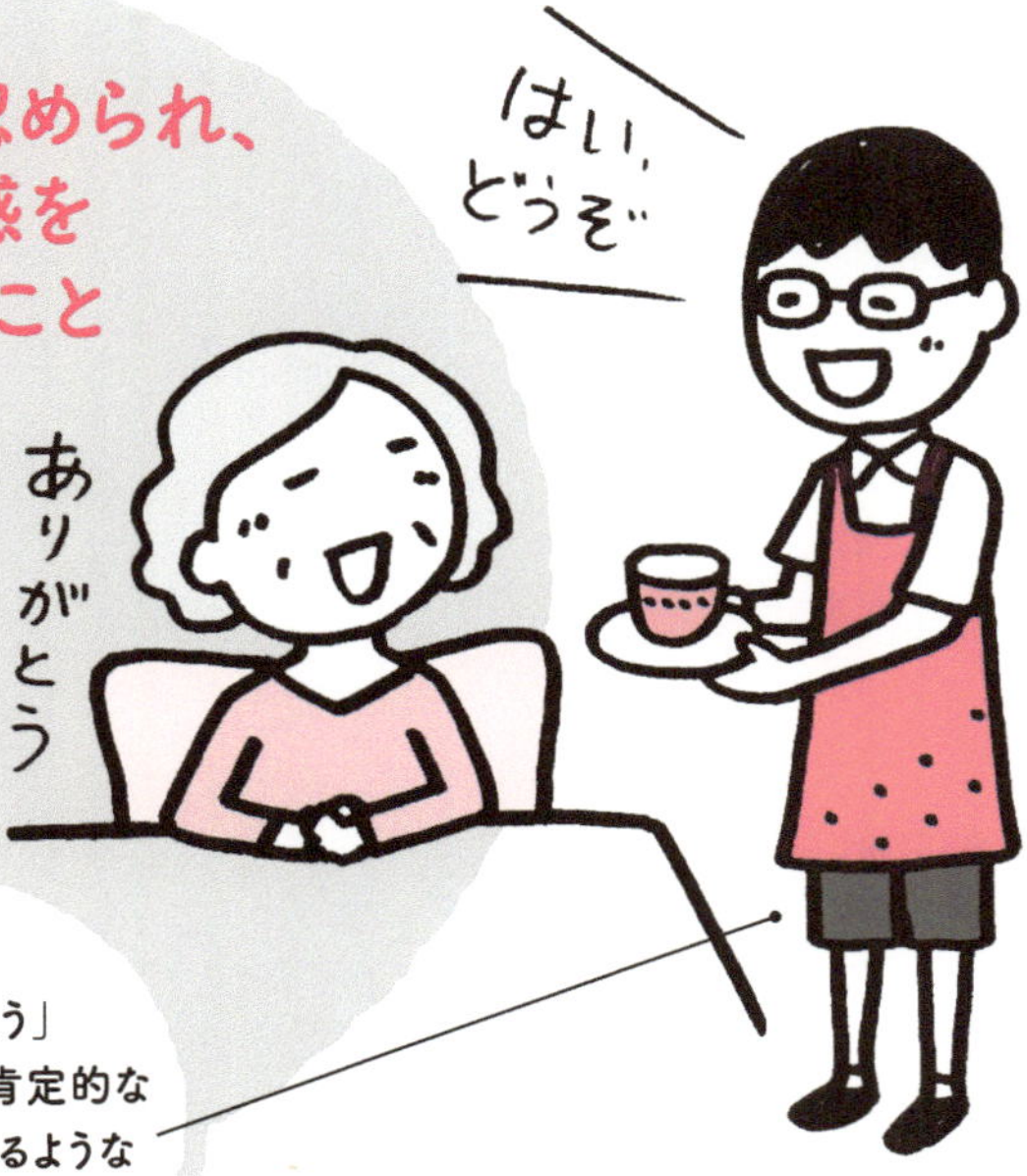

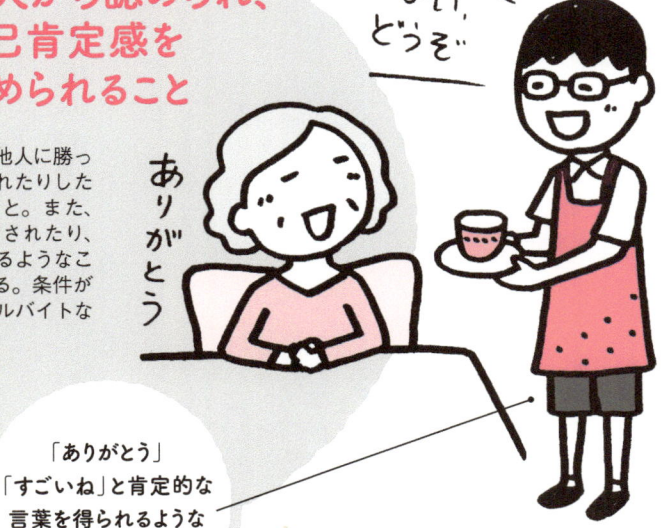

「ありがとう」
「すごいね」と肯定的な
言葉を得られるような
ことを見つける

バイトや刺激的なスポーツ、犬の散歩も効果がある

つらさを忘れられることがおすすめ

適した依存先は人によって異なります。夢中になれて、つらさを忘れられるものを見つけましょう。

仲間との交流や動物の世話は、気持ちに安らぎを与えてくれます。スポーツで体を動かせばストレス発散になり、生活リズムが整い、ネットゲームから自然に離れる効果もあります。

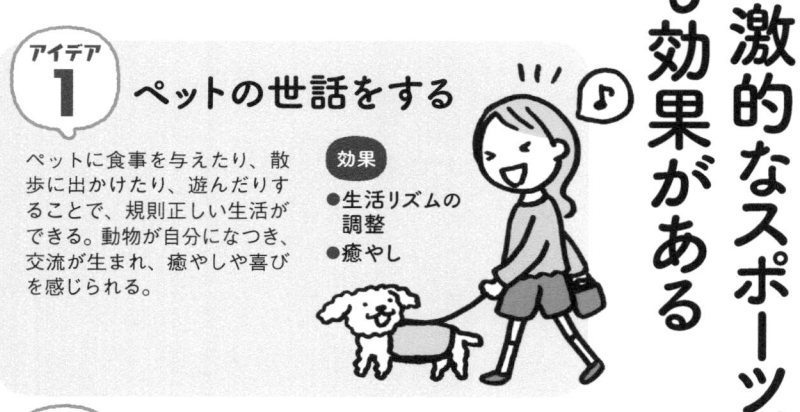

アイデア1　ペットの世話をする

ペットに食事を与えたり、散歩に出かけたり、遊んだりすることで、規則正しい生活ができる。動物が自分になつき、交流が生まれ、癒やしや喜びを感じられる。

効果

- 生活リズムの調整
- 癒やし

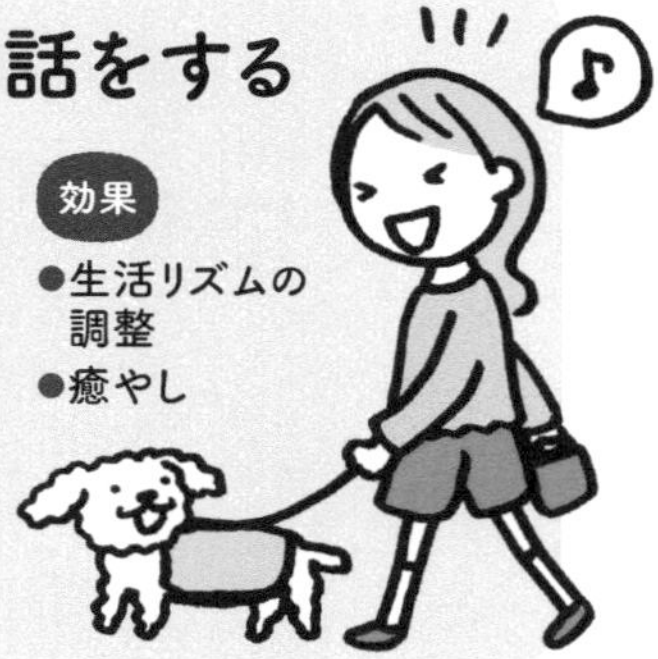

アイデア2　グチを言える仲間をつくる

学校や家庭でのグチを気軽に言い合える仲間を見つける。オンラインのチャット（P58）などでもOK。心のモヤモヤを吐き出せる場所が必要。

効果

- ストレス発散
- 他人との交流

アイデア3　多少の危険がともなうスポーツをする

サーフィンやマウンテンバイクなどある程度の危険性をともなう、刺激的でマニアックなスポーツを行うと、その最中、日常のつらさを忘れられる。また、体を使うことで自己存在性をたしかめることができる。

効果

- 集中
- 興奮
- 自己存在性の確認

アイデア 4　マニアックな趣味の仲間を見つける

こだわりが強く、マニアックなことが好きな子どもは、趣味の分野の同好会などに参加すると、リラックスしながら他人と交流をもつことができ、ストレス発散にもなる。

効果
- ストレス発散
- リラックス
- 他人との交流

アイデア 5　大きな音を出す、声を出す

ネットゲーム依存になりやすい子どもや、発達障害をもつ人には、電子ドラムなどで、ストレスを発散する人が多い。カラオケ、合唱など大きな声を出す趣味もおすすめ。

効果　●ストレス発散　●癒やし

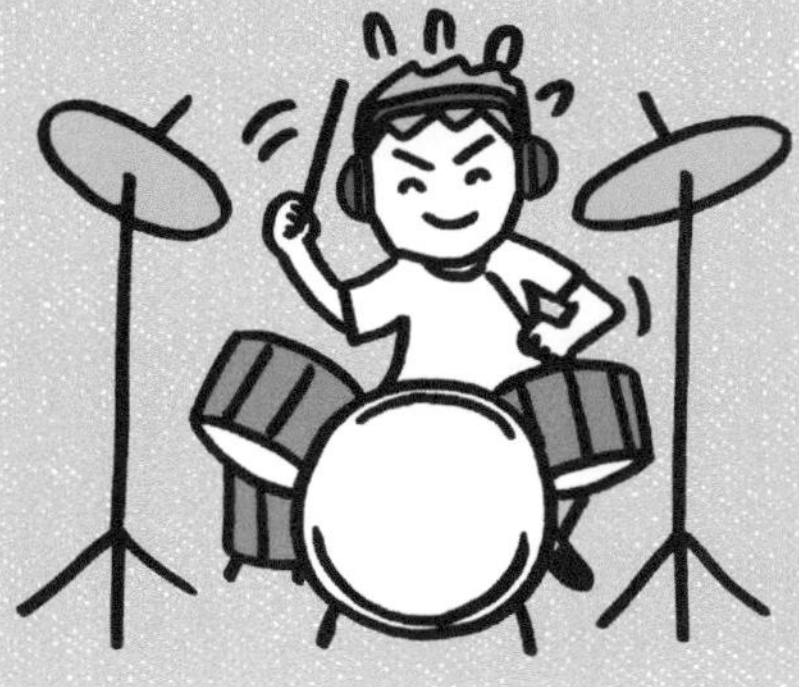

アイデア 6　アルバイトをする

アルバイトは、学校や家庭以外の大人と交流し、報酬が得られ、他人から感謝されるため、自己肯定感が高まりやすい。また、行動が規則正しくなり、外出をするので、ネットゲームから自然と離れることができる。

効果
- 自己肯定感を高める
- 生活リズムの調整

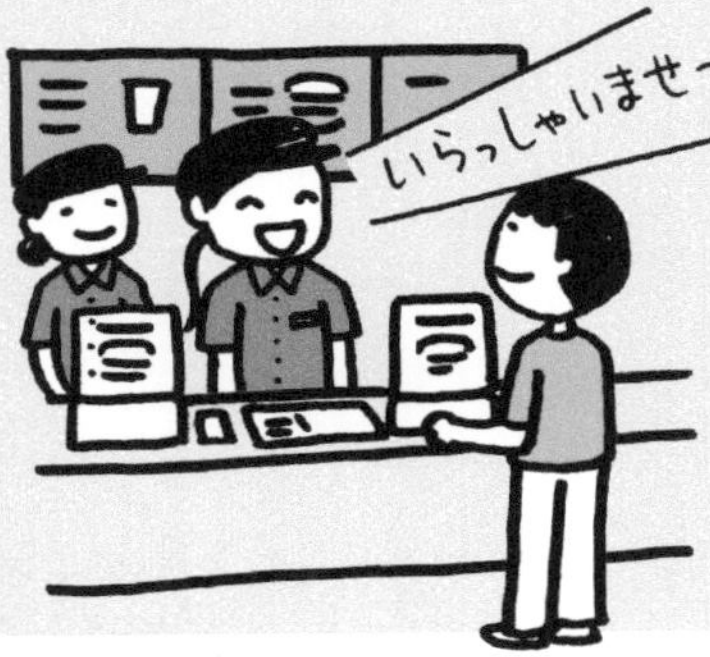

CASE

アルバイト禁止の学校では親戚のお手伝いがおすすめ

家庭以外の場で労働をして人に感謝され、報酬をもらう「アルバイト」は、子どもに大きな自信を与えます。クラスメートに対して「大人の職場を知っている」ことが優越感となり、教師の知らない自分がいるという「先生を出し抜く快感」もあります。

事実、アルバイトがきっかけで、依存から回復した子どもがたくさんいます。アルバイト禁止の学校の場合、親戚や知人の仕事の手伝いなどをするのがおすすめです。

子ども自ら「制限したい」と言ったら、時間の目安を提案する

時間制限を懲罰の判断に使わない

子ども自らネットゲームの時間を減らすといった場合でも、親の主導で懲罰をともなった時間制限を設けるのはNG。無理のない範囲で遊ぶ時間の目安を提案します。たとえ時間が超過しても、当日はとり上げないこと。翌日、なにか悩みがあるのか尋ね、親子でこの問題を話し合うのがベストな対応です。

遊ぶ時間の目安を決める

ネットゲームで遊ぶ時間に関するルールを決め、家族全員がそれを守るようにする。

- [ ] 21時以降はリビングで過ごす
- [ ] 23時にはWi-Fiを切る（すべてのネットを制限）
- [ ] 一日2時間以内を目指す
- [ ] 食事や風呂の時間など、ゲームをしない時間帯を決める

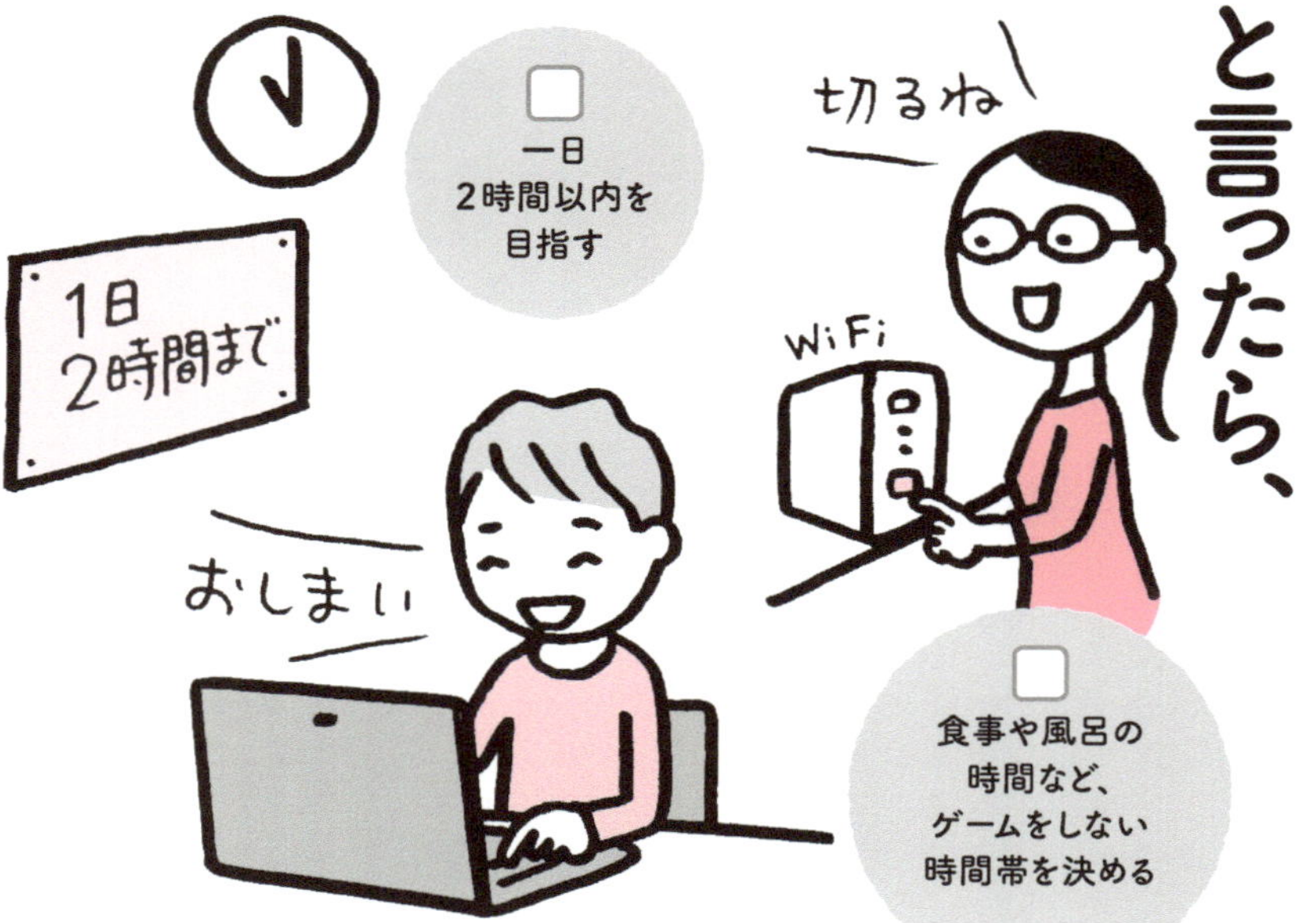

リビングでネットゲームを楽しむ

自室にこもって遊ぶのではなく、リビングやキッチンなど、家族のいる場所で楽しむようにルール化する。

□ 勉強などの作業用パソコンとゲーム用パソコンとを分ける

□ ネットゲームOKの時間帯は、親も参加し、子どもの楽しみを理解する

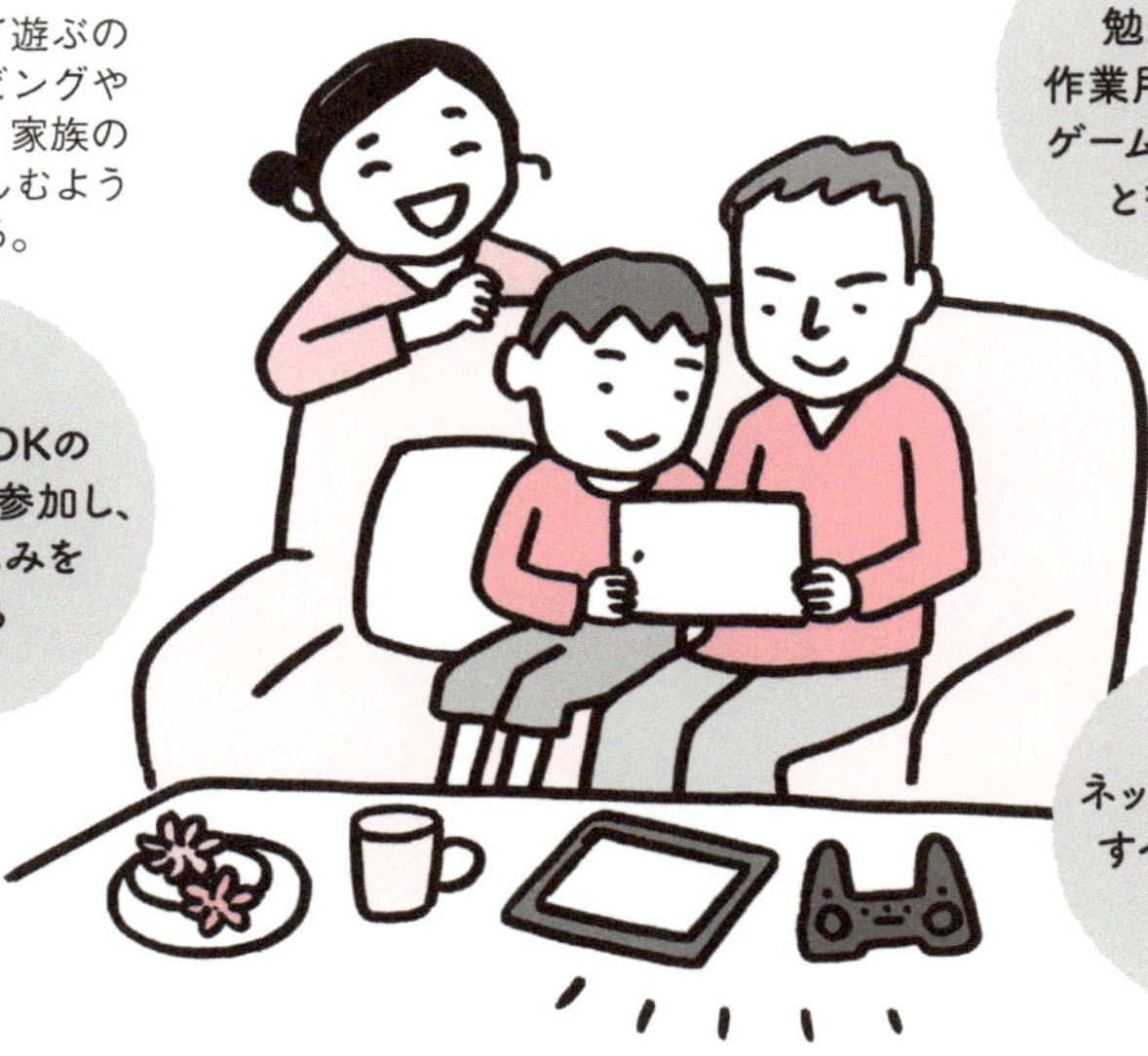

□ ネットゲーム機器はすべてリビングに置く

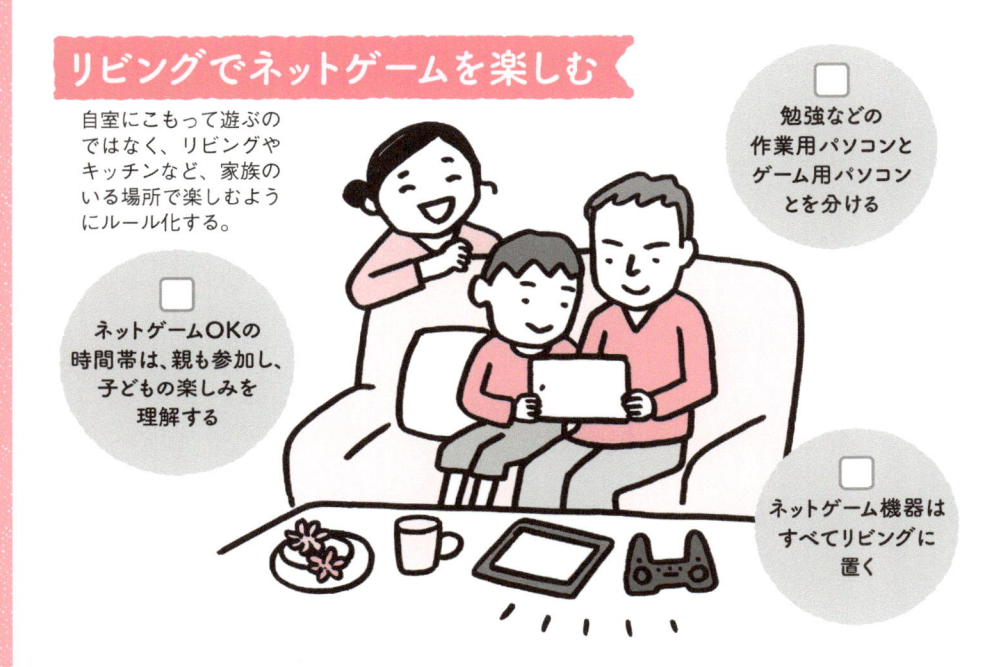

こんなことを子どもに書かせてみよう

◉どのくらいの時間、ネットゲームをしていた？

◉ネットゲームのためにできなかったことは？

◉その時間でこれからやってみたいことはある？

ネットゲームに対して自覚的になる

ネットゲームをやる、やめるということに対して自覚的にふるまうように教える。

□ ネットゲーム内の仲間に「しばらくやめる」旨を宣言する

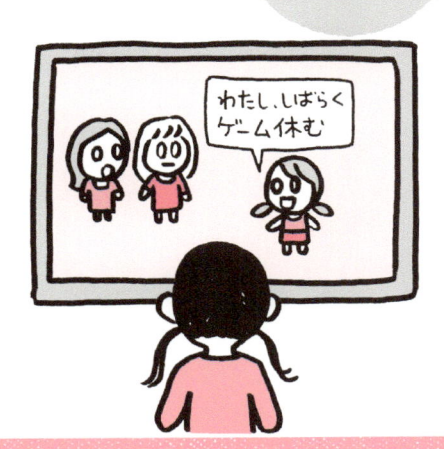

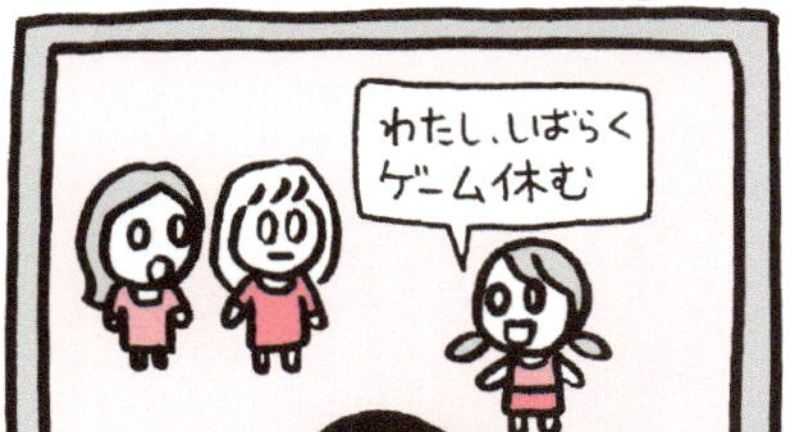

依存への認識

ゲーム依存、不登校、退学……。負け組という認識を改める

ネットゲーム依存で不登校になったりすると、親はわが子が「負け組」になったように思い、落ち込むものです。しかし、依存からの回復は、このような認識を改めるところから始まります。

依存により、子どもの本質的な悩みを解決できる

子どもがネットゲームに依存しているということは、親にはいい機会かもしれません。それまで表に現れていなかった子どもの苦しみが、ようやく形となって現れてきたからです。

子どもの苦しみが、依存や不登校という形で出てこなければ、子どもは合わない学校に通い続け、追い詰められて心を病んでしまったかもしれません。また、孤立感を深め、自死など最悪の結果になることも考えられます。

ネットゲーム依存のおかげで、親は、子どもが心に抱えている本質的

子どもたちのこんな思いに耳を傾けて！

すごいヒステリー。
キーキー騒いで、
言われていることが
耳に入らない。

なにかしようとすると、
全部先回りして言われちゃう。
やる気がわかなくなるんだ。

お父さんの言うことは
正しいけど、
それは僕には無理だよ。
やりたくない。

な苦しみに気づくことができたのです。依存から抜け出させるのは大変なことかもしれませんが、問題ときちんと向き合うことで、子どもの悩みを理解し、家族関係を見直すことができます。

子どものネットゲーム依存は家族にとって、つながりを見直すチャンスでもあるのです。ネットゲーム依存を機に家族が正常に機能しているか見直し、親子一丸となって再スタートできた家族もあります。

よいところを徹底的にほめ、伸ばす

依存に向かう大きな原因のひとつは孤立です。とくに家庭内で子どもが孤立感を深めるのは、親が子どもを思い通りにしようという支配が影響します。ありのままの子どもを見ずに「こうであるべき」という親の思いを押しつけては、子どもの居場所がなくなります。

とくに発達障害のある子なら、能力の凹凸を見て、得意なことを徹底的にほめて伸ばします。個性や才能を萎縮させてはいけません。

ゲームに過集中していたら、「すごい集中力だね」とほめてみてください。家族に受け入れられ、ほめられたことが自信になります。

不登校でも、不登校のままのわが子を受け入れてください。学校に行くことだけを目標とせず、家庭で穏やかに過ごせることを目指します。

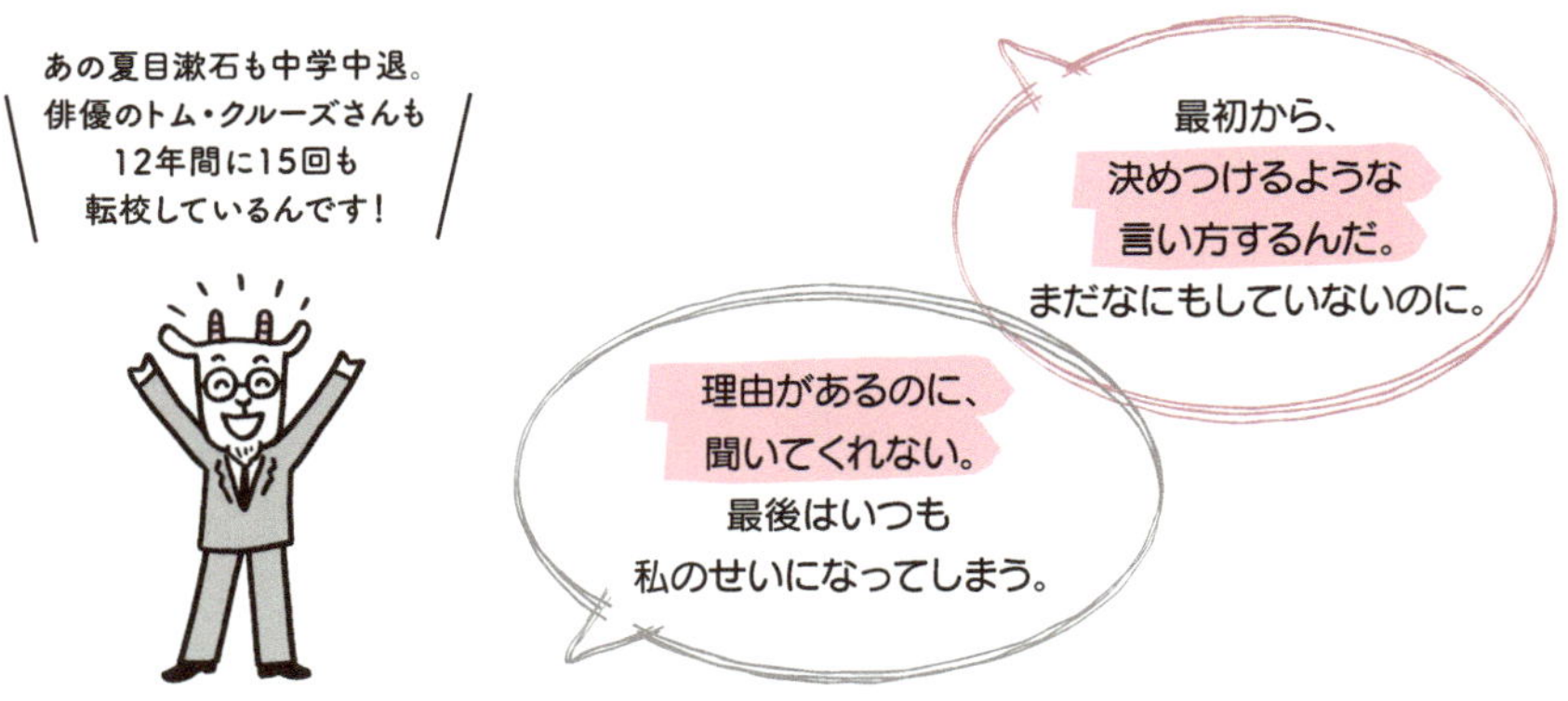
あの夏目漱石も中学中退。
俳優のトム・クルーズさんも
12年間に15回も
転校しているんです！
最初から、
決めつけるような
言い方するんだ。
まだなにもしていないのに。
理由があるのに、
聞いてくれない。
最後はいつも
私のせいになってしまう。

依存先の検索

あえてネットを使って親も趣味探しを手伝う

子どもが依存から抜け出しつつあるとき、親のほうから無理にゲームを禁ずることはやめましょう。なるべくリビングでやらせて、親自身も子どもが夢中になっているゲームに、興味を示すようにします。

一緒にネットを使うことで、敵ではないことを示す

依存から抜け出すには、ゲーム以外の依存先を見つけることが大事。このとき、親子で一緒に、ネットを使って新しい趣味を探すと効果があります。「検索してごらんよ」と、親が言うことで、子どもは親がネット類を敵視していないと感じて安心できるのです。

新しい趣味を考えるには、昔好きだったことがひとつのヒントになることがあります。ネットゲーム依存になる前に野球をやっていた中学生は、部活でいじめられたことをきっかけに、依存と不登校になりました。「本当はゲームより野球のほうが楽しかった」と話していたので、

子どもを勇気づける親の言葉

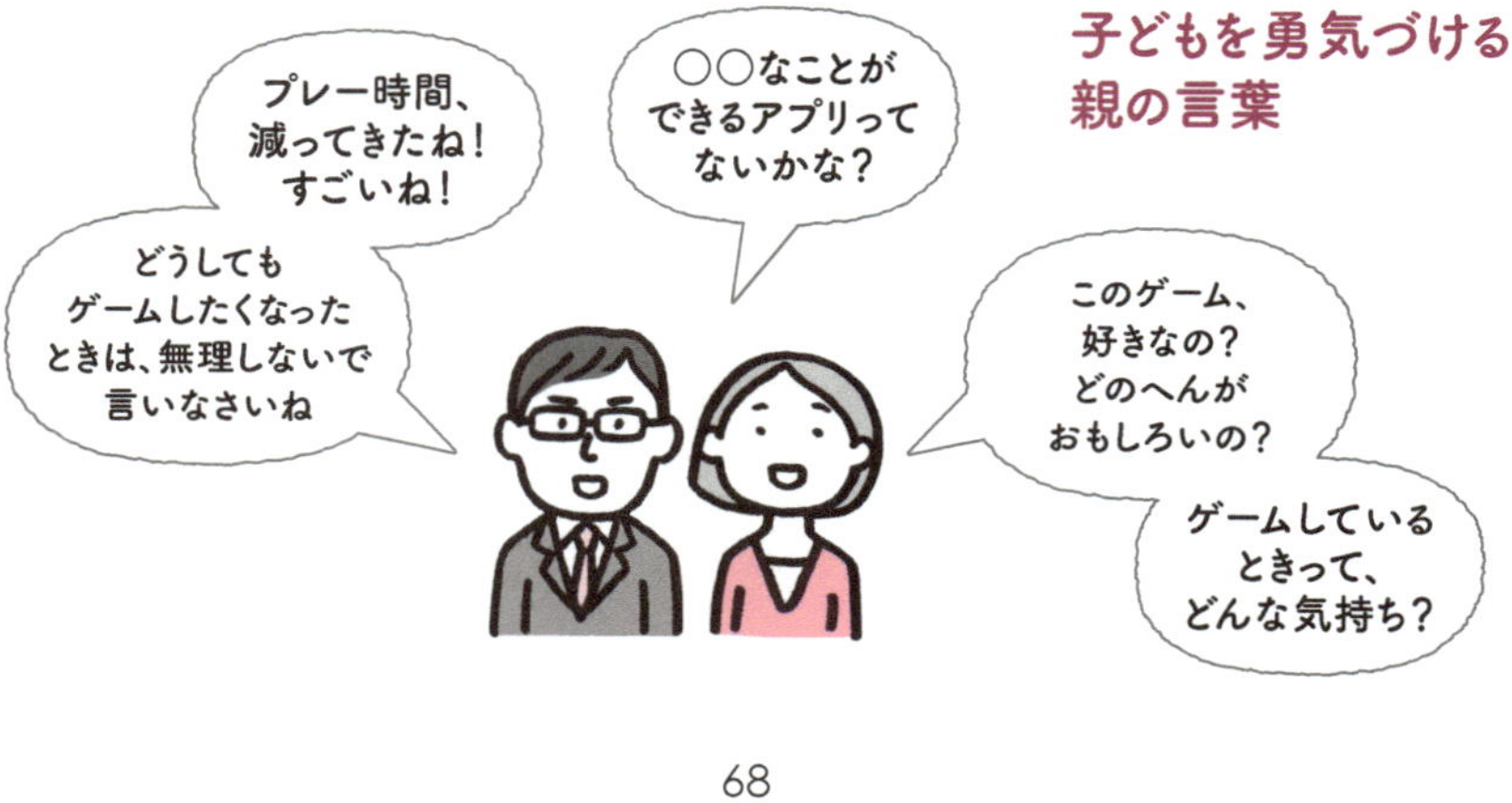

プレー時間、減ってきたね！すごいね！
○○なことができるアプリってないかな？
どうしてもゲームしたくなったときは、無理しないで言いなさいね
このゲーム、好きなの？どのへんがおもしろいの？
ゲームしているときって、どんな気持ち？

母親と一緒に、地域の野球サークルをネットで探したのです。

コツは親が、子どもに主導権を握らせて検索させ、サポート的に参加すること。子どもがネットを駆使してさまざまな情報をとり出すのを眺めながら、「すごいね」「なるほど」などとほめ言葉を口に出します。子どもは、親に認められたことで誇りに感じることができます。

同世代がいないコミュニティがおすすめ

同級生とのあいだでトラブルを抱えている場合、新しい依存先となる趣味の集まりは、大学生など年上のお兄さん、お姉さん的存在が所属するところがおすすめです。サッカーやテニスなどのスポーツのほか、釣りや囲碁・将棋、鉄道やマンガ、アニメ、生物系など、マニアックな趣味サークルで、大人とかかわれるコミュニティを探しましょう。

学校以外の世界に視野が広がれば、学校でのトラブルだけにとらわれる状態から抜け出せます。同世代の友だちにも優越感をもてて、自信がつき、余裕をもってつき合えるようになります。

ただし、サークルに参加するようになっても、親が無理に連れて行くようなことはやめてください。あくまで本人がペースを決め、リラックスできる状態で参加することが大切です。

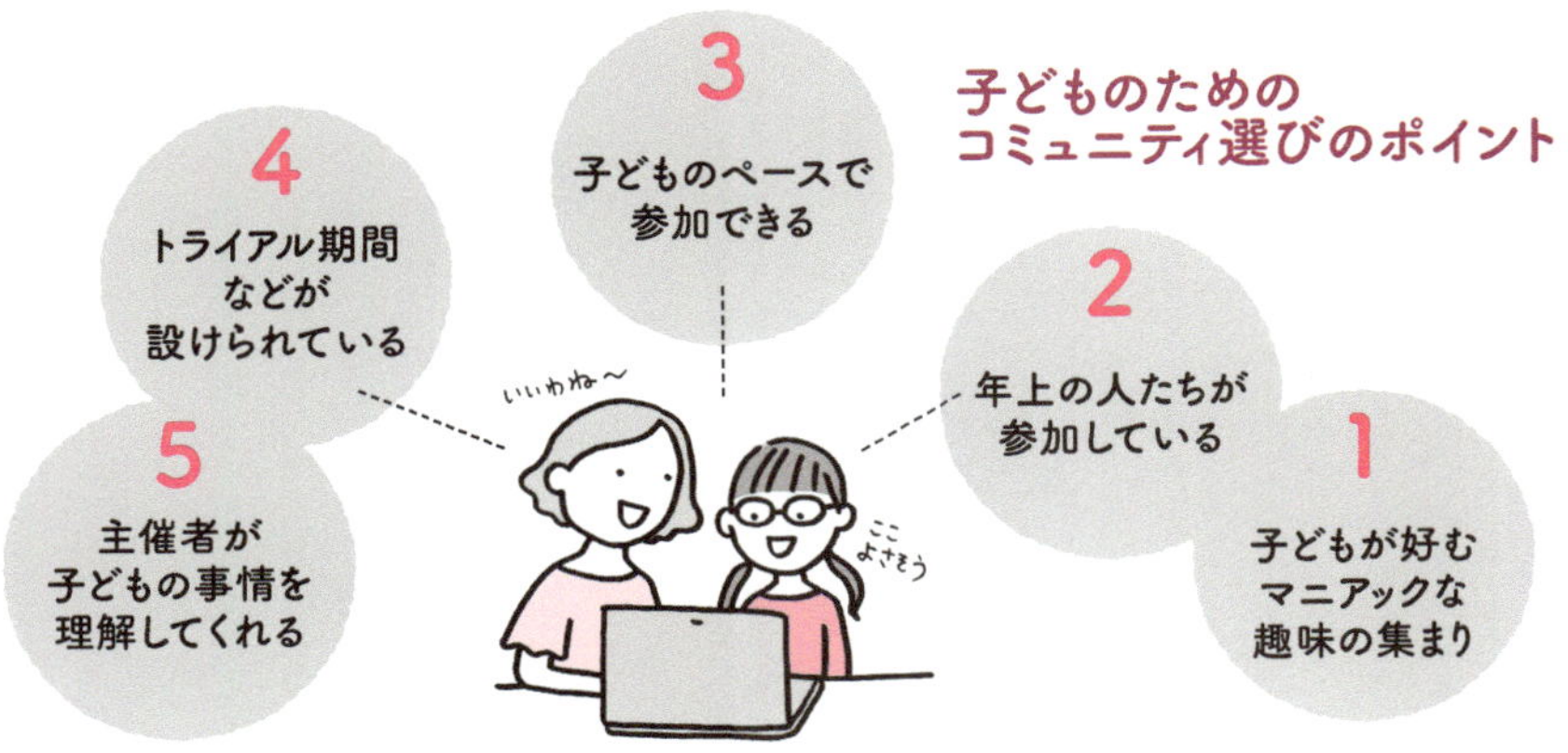
子どものための
コミュニティ選びのポイント
1
子どもが好む
マニアックな
趣味の集まり
2
年上の人たちが
参加している
3
子どものペースで
参加できる
4
トライアル期間
などが
設けられている
5
主催者が
子どもの事情を
理解してくれる
いいわね～
ここよさそう

日常生活の注意

発達障害の特性を理解し、子どもが安心できる場所をつくる

ネットゲーム依存から抜け出すには、周囲が子どもの気持ちを理解し、環境を整えることが重要です。なかでもネットゲーム依存の多くをしめる発達障害の場合、家族は、その特性を理解する必要があります。

失敗したらどうしよう……外ではいつも緊張

発達障害がある人、なかでも自閉スペクトラム症がある人は、きまじめで何事にも手が抜けません。また、対人関係や社会的コミュニケーションが苦手で、自分でなにかしたわけでもないのに、相手から叱責を受けることが多々あります。そのため、外で人といるときは「失敗しないように」「叱られないように」と、張り詰めた気持ちで過ごしています。

家に戻ると疲れがどっと出てしまいます。家で緊張を解き、神経を休めることができるかどうかは、明日またがんばれるかどうかにかかわる重大な問題です。

家族はそれを理解し、本人がひとりでのんびり好きなことができる空間、時間を確保してください。このタイプの子どもは、緊張を解くためにゲームをします。「遊んでばかりいて、だらしない」などととがめてはいけません。疲れた心を充電しているのだと理解しましょう。

真似できそうな、少し年上のあこがれの存在を見つける

心身が成長していく思春期には、誰でもさまざまな悩みを抱えるものです。思春期の子どもにとって、親はなかなか相談相手にはなりません。さらに発達障害がある子どもは、同世代の友だちとのコミュニケーションも苦手で、相談先が一切ない場合があります。

そんなとき、あこがれの存在となるようなロールモデルを見つけることができると、迷ったときに指針とし、真似することができるので生きやすくなります。

興味のある分野で学んだり、働いたりしている大人がロールモデルになれば、自分の将来についての具体的なイメージももちやすくなるでしょう。そうした意味でもロールモデルには、同じ趣味をもつ少し年上の人が適しています。ゲームでも、それ以外の趣味のサークルなどを通じてでも、年上のお兄さん、お姉さん的存在の人を探してみましょう。

家族会やカウンセリングを利用し、親もグチを言う

発達障害のある子どものなかには、親を傷つける嫌味を言ったり、議論で親をやり込めたりする子もいます。

親はストレスのたまる状況。でも発達障害を知らない人には理解してもらえません。家族会やカウンセリングを利用して、つらい思いを互いに分かち合うと気分がラクになります。親であってもグチを言うことは精神状態を正常に保つために大切です。本人のいないところでグチを言い、気持ちを発散してください。

効果的な言葉

子どもには「ごめんなさい」ではなく「ありがとう」と言う

ネットゲーム依存のある子どもにとって、人から「ありがとう」と言われることは、自己肯定感を高め、精神的な成長に結びつくため、依存を抜けるために有効です。

親にあやまられるほうが落ち込む

ネットゲーム依存を抱える子どもには、周囲から否定的な言葉を投げつけられ、自己肯定感が低いケースがよく見られます。親が、自分たちこそ、子どもを追い詰めていたということに気づいたとき、安易に行うべきではないのが謝罪です。子どもに涙ながらに「ごめんなさい」と詫びる親がいるのです。親から「ごめん」と言われて、気が晴れる子どもはいません。自己肯定感はますます低下し、自分は生まれてこないほうがよかったのか……と暗い気分になるのです。

また、もともと知的レベルが高く優秀な子どもの場合、ほめられても

アルバイトをした子どもたちの感想

1000円稼ぐリアルがわかったよ。お父さんも結構大変なんだね!

クラスメイトと話すより、バイト先の人のほうが話しやすいな

親以外の大人とあまりしゃべったことがなかったから新鮮。親と全然違う人がたくさんいるんだ

「またか」と斜に構えてしまい、自己肯定感は高まりません。「すごいね」より「ありがとう」という言葉に、喜びを感じます。

親は、子どもにあやまるのではなく、感謝の気持ちを伝えることが大切です。「ありがとう」のひと言で、子どもの自己肯定感は高まり、自分が尊重されていると感じることができます。

感謝されるしくみのあるものを見つける

親だけでなく他人から「ありがとう」と言われることは、子どもにとって特別な体験になります。アルバイトなどで、家族や学校と関係なく自分ひとりで行動したことに他人から感謝されると、自分が大人になったように感じ、自信につながります。

同時に「ありがとう」と言われれば、誰でも自然と顔がほころびます。人とのつながりは心を癒やし、ネットゲームへの依存傾向を減らす効果もあります。

中高生にできる経験はかぎられているかもしれませんが、できるだけアルバイトやボランティア活動など、人から「ありがとう」と言われるしくみのあるものを見つけ、体験してみましょう。貴重な体験によって、ネットゲームに依存する気持ちが自然と薄らいでいきます。

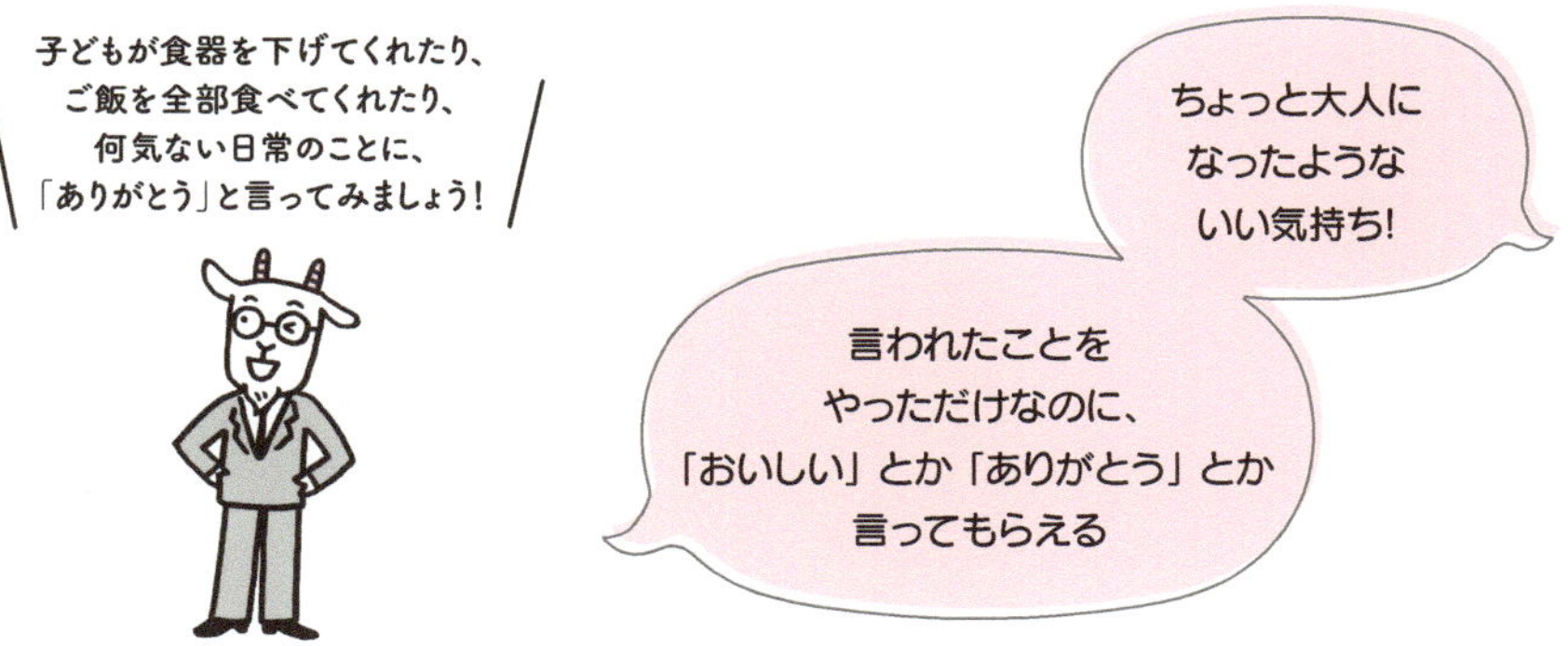
子どもが食器を下げてくれたり、
ご飯を全部食べてくれたり、
何気ない日常のことに、
「ありがとう」と言ってみましょう！
ちょっと大人になったようないい気持ち！
言われたことをやっただけなのに、「おいしい」とか「ありがとう」とか言ってもらえる

子どもが親を超えていくことを、親自身が受け入れる

ネットゲーム依存は、思春期の子育ての難しさの問題でもあります。依存が現れている子どもは、親に対して批判的で、不信感を覚えていることも。でも反抗するということは、大人になろうとしている証拠です。

ここで父親が「生意気だ」と否定し、親の思い通りに支配し続けようとすると、子どもは親を拒絶し、ネットゲームの世界に閉じこもってしまいます。また、母親が「だらしない」などと心配し、あれこれ世話を焼こうとすると、親離れ、子離れできず、共依存状態が続きます。大人になるべき時期に脱皮できないと、結果的に子どもの心には不安がつきまとい、ネットゲームなどで紛らわそうとします。

子どもには父親超え、母親超えの儀式が必要です。子どもの、ネットゲームという得意分野を認めます。あえて父親が「お前にはかなわない」と言い、「父親超え」を演出するのです。また母親は、過干渉をやめ、自立をうながします。スマホやパソコンの使い方を教えてもらうのもよいかもしれません。親は子どもの受け入れ態勢をつくったうえで、本人の自由意思でやりたいことをやらせてみます。こうした過程で自信がつき、自分で世界を広げ、依存から抜け出せるようになるのです。

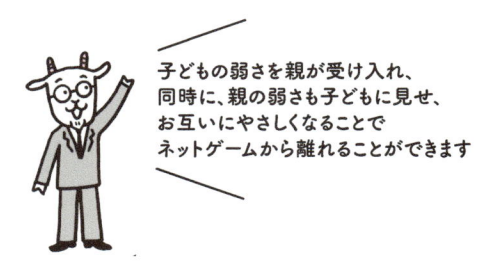

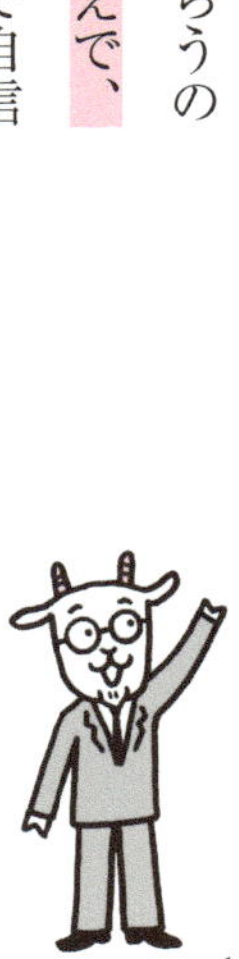

子どもの弱さを親が受け入れ、
同時に、親の弱さも子どもに見せ、
お互いにやさしくなることで
ネットゲームから離れることができます

Part4

まず親が変わること!

子どもを依存から助けるための親の接し方レッスン

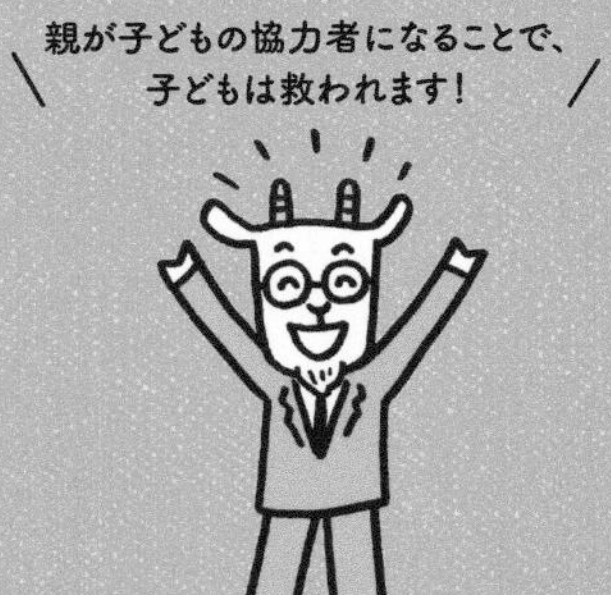
親が子どもの協力者になることで、
子どもは救われます!

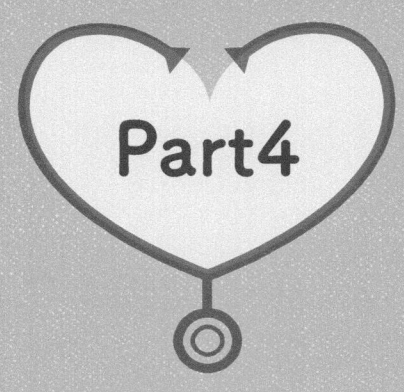

すべての会話をプラスイメージの言葉に変える

小言をやめて理解と愛情を伝える

依存症の根底にある「つながりの喪失」を回復するにはCRAFT《クラフト》という手法が効果的です。子どもを否定したり支配したりせず、肯定的なコミュニケーションを心がけながら、理解と愛情を深める方法です。考え方の柱は下図に示した４つ。意識して対応を変えていくと、関係性によい変化が生まれます。

今日はカレーを
つくったから、
あっちで一緒に
食べよう

1 相手をコントロールしない

ゲームを無理にやめさせようとしたり、子どもの意見を聞かずに親の思い通りに動かそうとしたりしていないかふり返る。子どもをひとりの人間として認め、意思を尊重する態度が大切。

2 親自身が変われることから始める

子どもを変えるのではなく、子どもとの接し方や家族同士のやりとりなど、自ら改善できるところがないか挙げて、実践していく。家庭の雰囲気がよくなるだけでも、子どもの心は安らぐ。

CRAFTは依存症者用の家族トレーニング

CRAFTはアメリカで開発された依存症者の家族のためのプログラム。日本では、薬物やギャンブル問題に悩む家族向けにASK（アルコール薬物問題全国市民協会）と徳島県藍里病院で作成されたワークブックがあります。周愛荒川メンタルクリニックでは、上記のものを利用したマンツーマン指導を行っています（P94参照）。

3 正論は反発・悪化を呼ぶ

「ゲームはほどほどに」「学校に行くべき」と、本人はわかっていながら、できずに苦しんでいる。正論をふりかざしても反発するだけで、関係は悪化。正論を言いたくなってもいったんのみ込む。

4 言い換え、ポジティブコミュニケーションを心がける

「なんでできないの！」ではなく、「できたらいいね」と、ポジティブな言い回しに変えるだけでも、子どもの心は変わる。肯定表現のためのCRAFTのトレーニングが役立つ。

関係性の改善

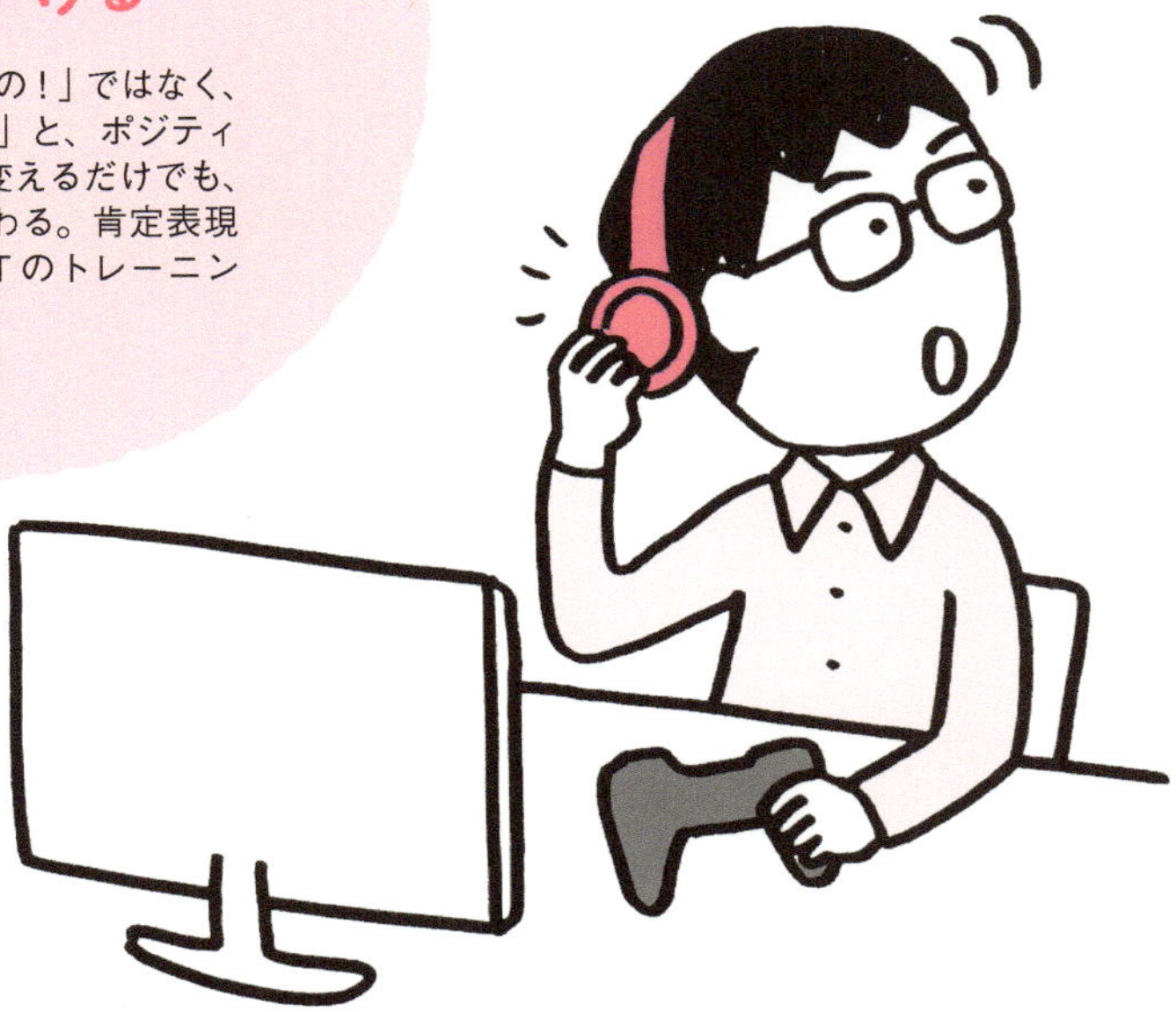

親のコミュニケーションのとり方が変わることで、かたくなになっていた子どもの心がやわらぎ、親との関係が改善していく。

ゲームを始める状況を把握し、親の対応を修正していく

シナリオをつくりシミュレーション

子どもの状況や心境を理解することから始めます。言い争いや感情的な行き違いが生まれるのはどんなときなのか、ノートに書き出してみましょう。

叱責や否定的表現など修正できるポイントを探し、思いやりや愛情のこもった表現に置き換えます。シナリオをつくり、シミュレーションしましょう。

まずここから！

よく観察し、状況を把握する

依存の背景・程度を知る

- □ ゲームの引き金となるできごとは？
- □ イライラするなどのサインは出ている？
- □ 長時間続けることによる影響は？
- □ 1週間でどの程度時間を費やしている？

ネットゲームについて知る

- □ どんな機器を使っている？
- □ どんな種類のネットゲームが好き？
- □ ネットゲームを通じて、どんな人たちとやりとりがある？

親子で会話ができるなら、好意的な雰囲気で子どもにゲームについて質問してみるのもいいでしょう

やってみよう！

ネットゲームに至る流れをふり返り、シナリオを修正する

子どもがネットゲームに依存する前後のできごと、また自分がどんな対応をしていたのかを思い出し、シナリオふうにノートに書く（Before）。改善するべき発言（修正ポイント）を見つけ、シナリオを書き直す（After）。

After　修正したシナリオ

子 古文の授業があった日には、帰宅すると「ただいま」も言わず、カバンを放り、リビングでふて寝。

＼改善／

親 疲れているね。いやなことでもあった？ 温かい紅茶いれるから、少しここで休んだら？

よい結果

子 子どもは、ソファに座り、ゆっくり紅茶をのんで、ひと息入れる。「部屋でゲームしようかな」と言う。

＼改善／

親 7時に夕飯ができるから、区切りのいいときに声をかけて。一緒に食べよう

よい結果

子 19時半頃、自室から出てくる。学校のグチなどを言いながら、一緒に夕食をとる。

Before　いつものやりとり

子 古文の授業があった日には、
└引き金となるできごと
帰宅すると「ただいま」も言わず、
└サイン
カバンを放り、リビングでふて寝。

＼修正ポイント／

親 こっちが、おかえり、って言ってるんだから、ただいまくらい言いなさいよ！

わるい結果

子 部屋のカギをかけて、ゲームを始め、夕飯の時間になっても出てこない。

22時過ぎに、自室から出てきて、カップラーメンを食べようとする。

＼修正ポイント／

親 せっかく夕食つくったのに！ なに考えてるのよ！

わるい結果

子 急いで自室に戻り、カギをかけ、ゲームをやり続ける。

キレるサインを見極め、安全な対応をとる

子どもの暴力も親の暴力も回避する

暴言やモノの破損を含め、自分の思いを力ずくで通そうとするのが暴力。親でも子でも、暴力が生じたら110番。暴力の兆候があったら、そのときのやりとりをきちんと検証してください。親から暴言・暴力を受けた子どもは、親への暴力、自傷行為のリスクが増大。対応を変える必要があります。

認識チェック!

すべて暴力行為に相当する

日常的にこのようなシーンが見られるなら、自分たちだけでなんとかしようとせず、第三者に相談する。実際に、刃物やゴルフのドライバーなどを持ち出したら、すぐに警察を呼ぶ（P54参照）。

- □ **押しのける、手で払う**
  ジェスチャーや行為で相手を拒絶する。
- □ **怒鳴る、バカにする**
  反抗的、軽蔑的な態度、発言で、相手を追い詰める。
- □ **モノを投げる、破壊する**
  怒りの感情をモノにぶつけたり、モノで相手を傷つけたりする。
- □ **大きな音をたてる**
  故意に大きな音をたててドアを閉めたり、机をたたいたりする。
- □ **たたく、ける**
  相手をたたいたり、けったりする暴力行為。

上記はイライラした親にも生じます!

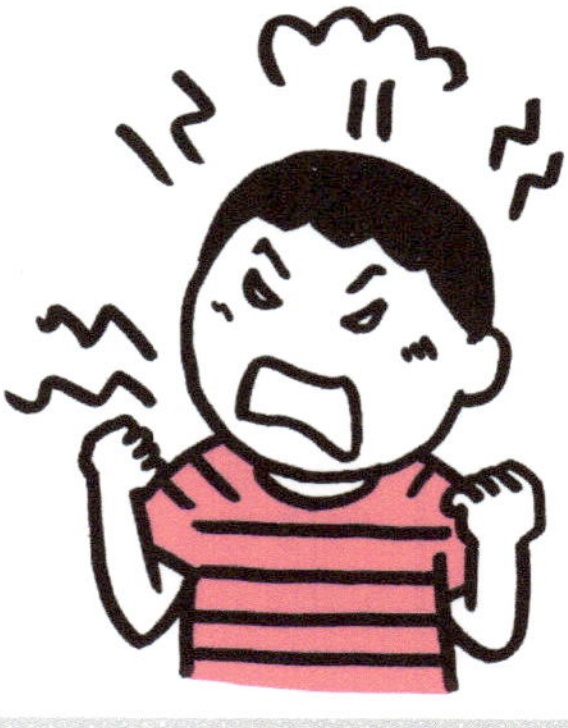

やってみよう！

暴力行為に及ぶ流れをふり返り、シナリオを修正する

親子間で暴力行為が発生した前後のできごとを丹念に思い出し、シナリオふうにノートに書く（Before）。改善するべき自分の発言（修正ポイント）を見つけ、シナリオを書き直す（After）。

After　修正したシナリオ

子 夜遅く、子どもが部屋からトイレに出てくる。リビングにいた父親が見つける。

＼改善／

親 寝不足にならないか？体調は大丈夫か？

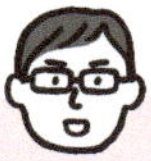

子 子どもはムッとしたような表情。答えずに部屋に戻ろうとする。

＼改善／

親 あまり話したくないようだな。俺はもう自分の部屋に行くから、ゲームしたいなら、リビングでやったらいいよ

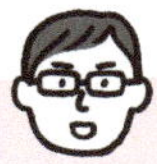

Before　いつものやりとり

子 夜遅く、子どもが部屋からトイレに出てくる。リビングにいた父親が見つける。

暴力行為＼修正ポイント／

親 お前、またゲームをやっているのか？成績がどんどん落ちてるらしいじゃないか！

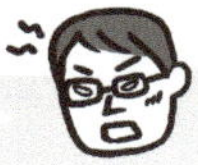

暴力行為

子 チッと舌打ちをして下を向く。

暴力行為＼修正ポイント／

親 ふざけるな！　父親に向かってなんだその態度は！

手にしていた新聞を投げつける。

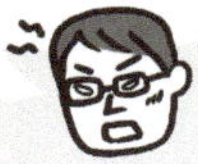

暴力行為

子 うるさい！！

父親に向かって新聞を投げ返す。

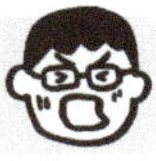

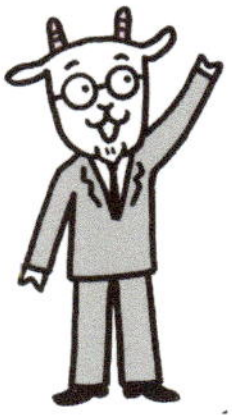

親の残業過多、配置転換、配偶者の子育てへの非協力などで追い詰められた結果として、親が暴力・暴言に至ることも。親自身がキレがちなサインも夫婦で話し合い、見極めて！

主語を自分にし、気持ちを伝え、思いやりを示す

追い詰めず、助けを求めやすくする

「あなたが」と子どもを主語にして話すと、子どもは責められているように感じます。自分を主語にし、「こうしてくれたらお母さんうれしいな」と、簡潔で肯定的に思いを伝えます。親が責任を分担する形で支援を申し出て、子どもが助けを求めやすくしましょう。

認識チェック！

子どもを責めず、肯定的に語る

主語を子どもから自分に変えて、肯定的に話しかける。また感情に任せたり、責める言い方をすると子どもは心を閉ざし、ネットゲームに向かってしまう。自分の気持ちを整理してから話すように工夫する。

After

主語＝親
×
肯定的

親 学校に行って、テストをきちんと受けたのね。お母さん、うれしいわ。昨日は一緒に夕飯を食べたかったのよ。今日、もし宿題が終わったら、一緒に食べたいな

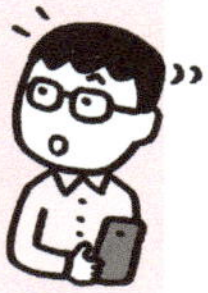

できたことをほめてもらえる。未来を選択する権利も与えられている。

Before

主語＝子ども
×
否定的

親 テストはひどい点数！受験生なのにどうするつもりなのよ！ 昨日だってあなたがゲームをやめないから、宿題が終わらなかったんでしょ！

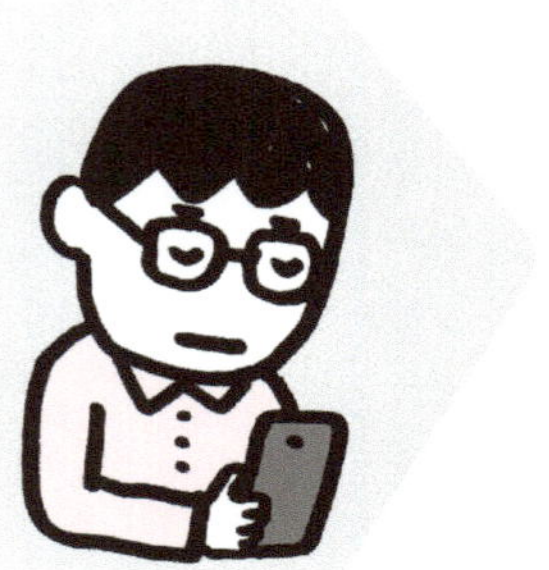

大好きなネットゲームがけなされ、自分の人格や人生すべてを否定されたような気持ちになる。

Before

感情的反応

親　いいかげんにして！
ふざけないで！
子どものくせにえらそうにして

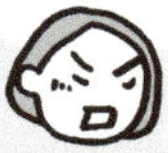

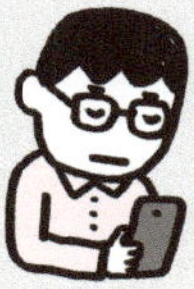

子どもも感情的にやり返すか、これ以上傷つかないように心を閉ざし、ゲームをやり続けてしまう。

After

感情の抽象化

親　お母さんは、あなたに
言われたことに困惑しているの。
とてもショックだわ

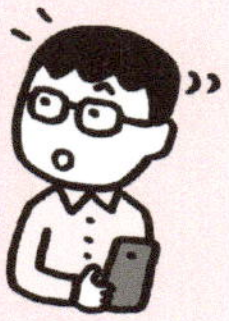

感情を表す抽象的な言葉に直すことで、客観的に気持ちを伝えられる。すると子どもも落ち着いて話を聞くことができる。

Before

追い詰め×責任の押しつけ

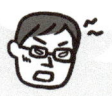

親　お前はゲームをやめるって
宣言したのに、
またダラダラスマホいじって
いるじゃないか！
わざわざ病院まで行ったのに、
意味ないだろ！

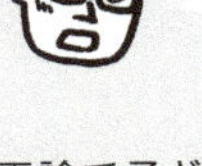

正論で子どもを追い詰め、結果に対する全責任を負わせる言い方をすると、子どもは逃げ場がなくなり、自室から出られなくなる。

After

責任の分担×支援の申し出

親　こんなにゲームが
好きなんだから、すぐには
やめられないよな。
もしやめられなくて苦しいのなら、
お父さんもお母さんも
手助けするぞ

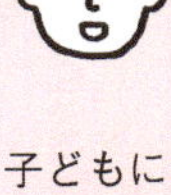

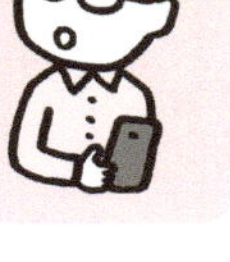

子どもに責任を負わせず、逃げ場を残す言い方に変える。さらに親から支援を申し出ることで、子どもは助けを求めやすくなる。

ささいなやりとりでも、ありがとうと伝え、評価する

プラスの言葉で相手を受け入れる

子どものゲーム依存でイライラしていると、目の前の子どもの姿に怒りを覚え、本来のよさを忘れてしまいます。子どもの喜びについて考え、存在を丸ごと受け入れる言葉を心がけましょう。「おはよう」「おやすみ」のあいさつや、「ありがとう」「うれしいよ」などの言葉があると、関係は改善していきます。

まずはここから！

＼ポジティブワードを投げかけよう／

子どもの喜ぶことを思い出す

ゲームに向かい続ける子どもではなく、以前はどんな子だったかをふり返る。好きな食べもの、好きなこと、どんなときに笑い、喜んだか、よく思い出してみよう。

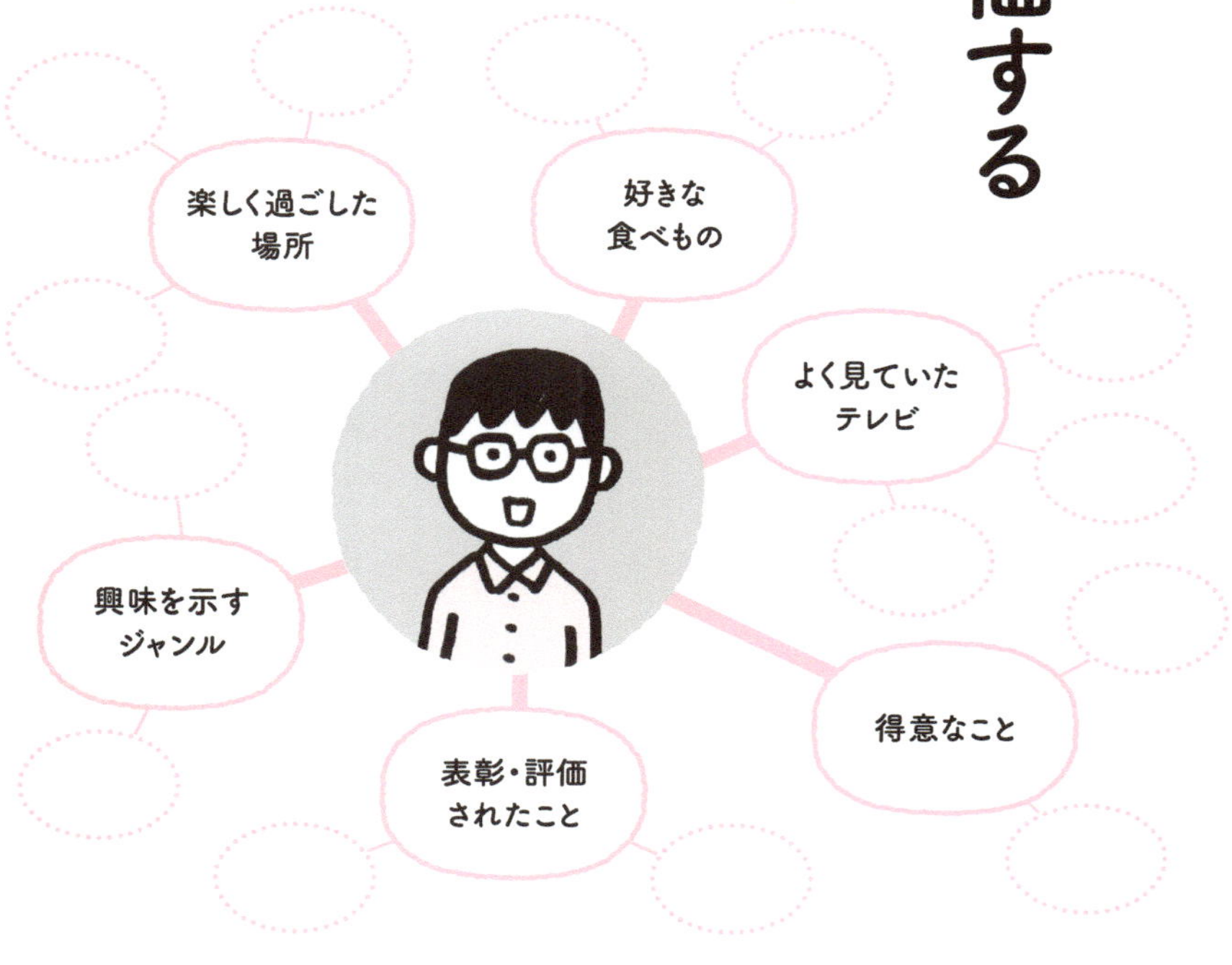
楽しく過ごした場所
好きな食べもの
よく見ていたテレビ
興味を示すジャンル
得意なこと
表彰・評価されたこと

やってみよう！

声かけを増やし、プラスの言葉をかけて、関係を改善

親子間での日常会話がまったくなくなっているようなときには、「おはよう」「おかえり」などのあいさつから始める。相手から応答がなくても、受容的な態度で声をかけ続ける。関係が修復してきたら、些細なやりとりに感謝やほめ言葉を添える。

Step 1 日常のあいさつから始める

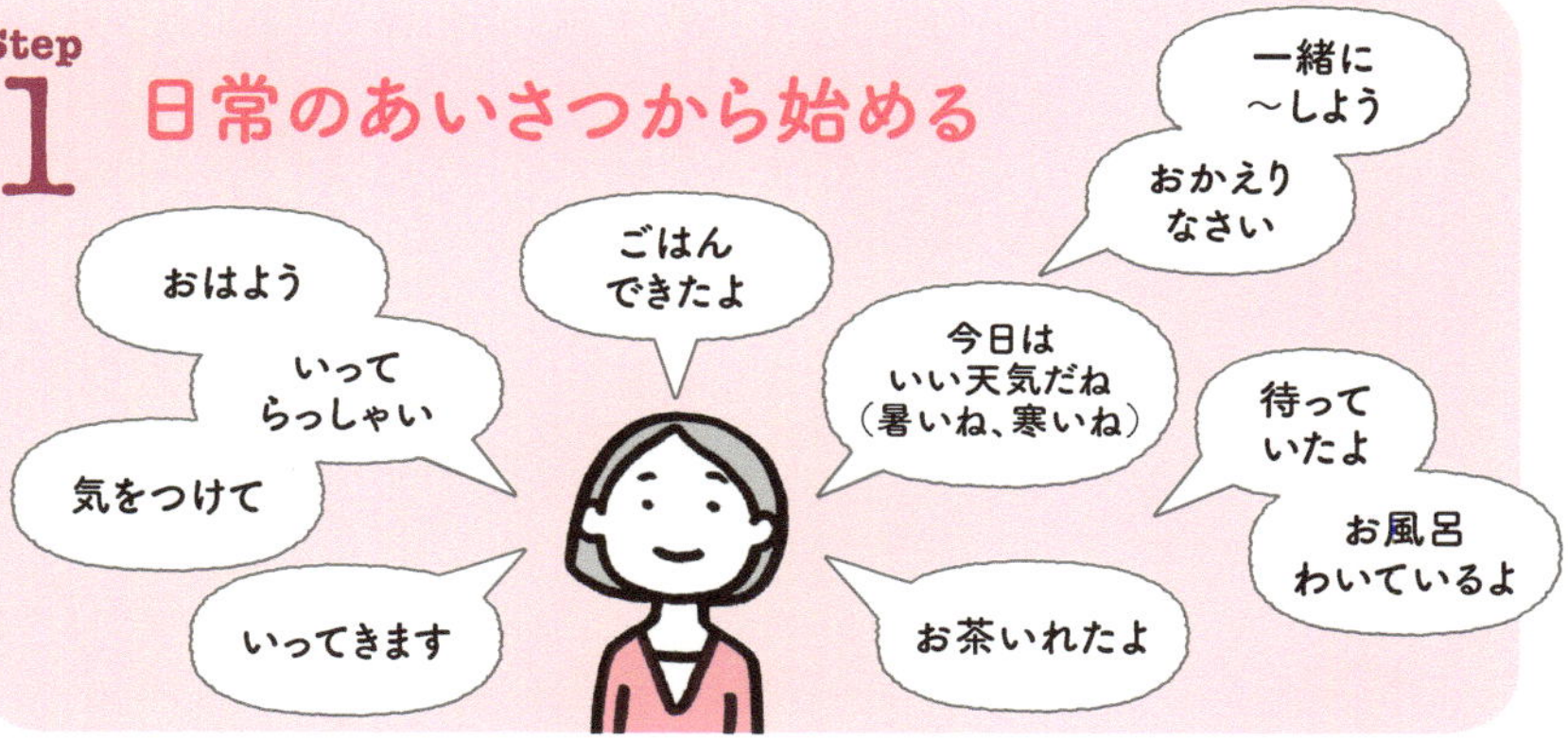
一緒に
～しよう
おかえり
なさい
ごはん
できたよ
おはよう
いって
らっしゃい
今日は
いい天気だね
（暑いね、寒いね）
待って
いたよ
気をつけて
お風呂
わいているよ
いってきます
お茶いれたよ

Step 2 子どものしたことに感謝と称賛を与える

- 自室から出てきた
- あいさつに応答した
- ゲームを中断して食事をとった
- 一緒にお茶をのんだ
- 笑顔を見せた
- 本心を打ち明けてくれた
- 自分から学校に行こうとした

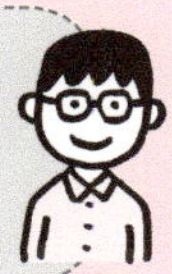

感謝の言葉　　称賛の言葉

ありがとう
うれしい
楽しかった
すごいね
やるね
さすがだね
よく
がんばったね

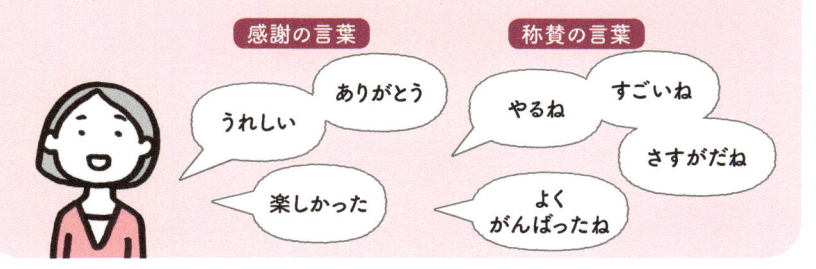

「よかれと思って」やってきたことをやめてみる

効果のない世話焼きをやめる

依存症の根っこには、否定と支配に満ちた環境があるものです。「無自覚な世話焼き＝支配」でもあることに、親自身が気づく心の余裕をもちましょう。小言や叱責は、「あなたのため」ではなく、「お母さん心配だな」と、自分の気持ちを伝える言葉に。自分のことを自分で行うきっかけを与えます。

ますはここから！

ネットゲーム中の叱責をやめる

ネットゲームをしている最中に、小言、叱責、説教をしても、子どもは聞く耳をもたない。感情的に叱責するのではなく、子どもがゲームをする姿を見て、親がどう感じているのかを伝える。

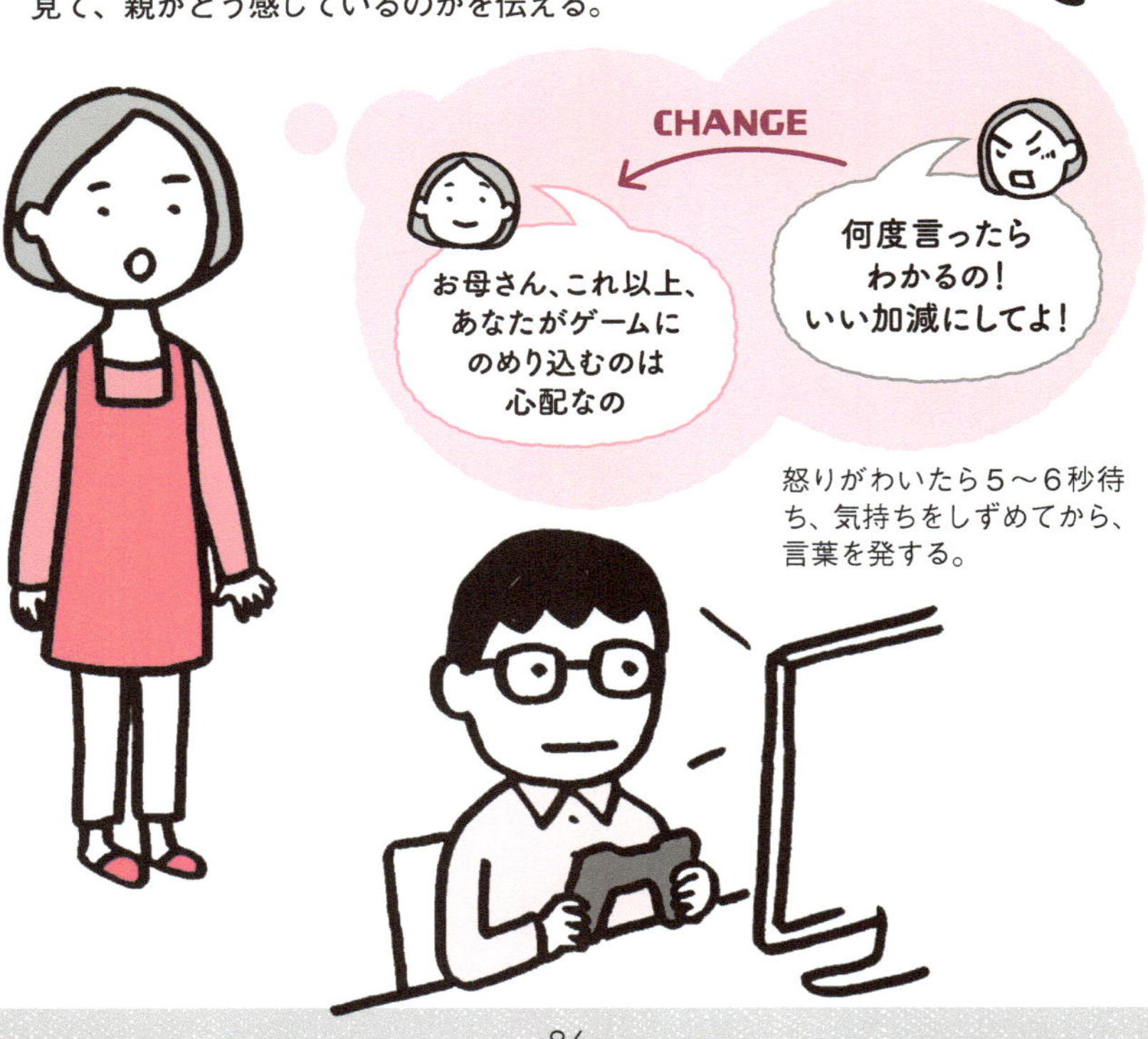
CHANGE
何度言ったら わかるの！ いい加減にしてよ！
お母さん、これ以上、 あなたがゲームに のめり込むのは 心配なの

怒りがわいたら５～６秒待ち、気持ちをしずめてから、言葉を発する。

やってみよう!

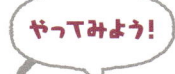

世話焼き行為をやめて、行動を起こすきっかけを与える

子どもに失敗させたくない、かわいそうなどの思いから、よかれと思って世話を焼いてきたことを、一度やめてみる。この対応の変化がきっかけとなって、子どもが自室から出てきたり、依存を脱したりできるかもしれない。

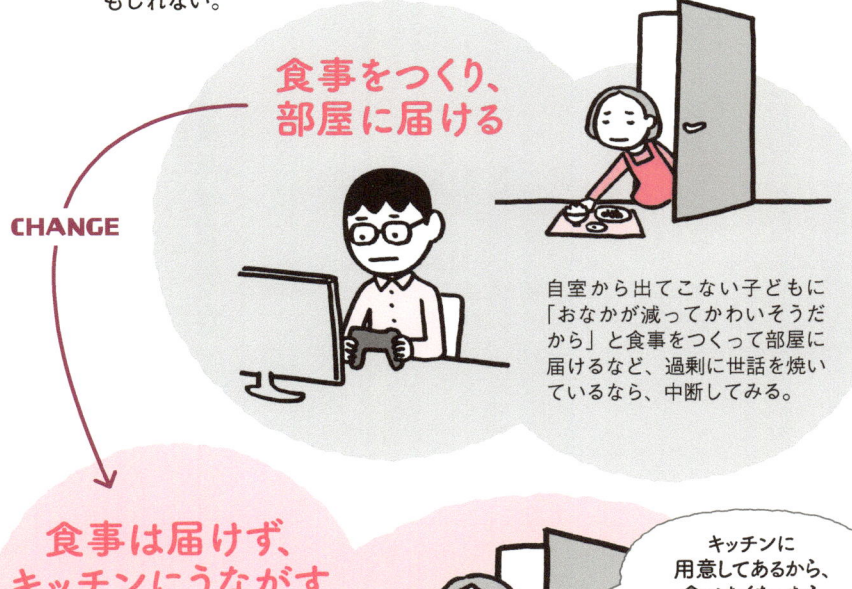

食事をつくり、部屋に届ける

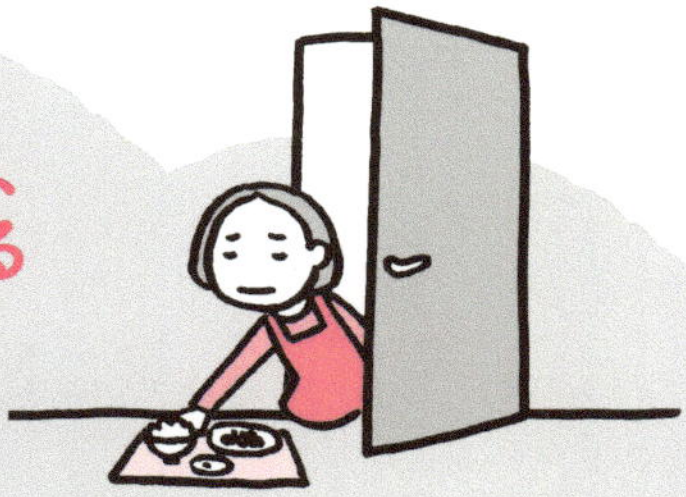

自室から出てこない子どもに「おなかが減ってかわいそうだから」と食事をつくって部屋に届けるなど、過剰に世話を焼いているなら、中断してみる。

CHANGE

食事は届けず、キッチンにうながす

食事をつくったとしても部屋までは届けない。「キッチンに置いてある」と伝える。

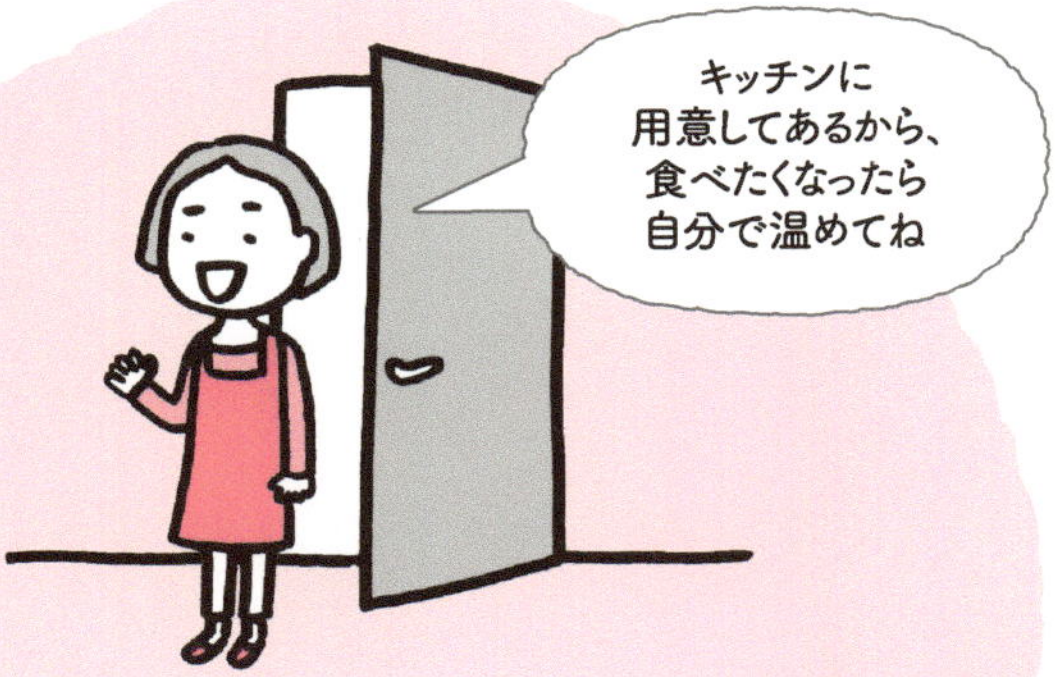
キッチンに
用意してあるから、
食べたくなったら
自分で温めてね

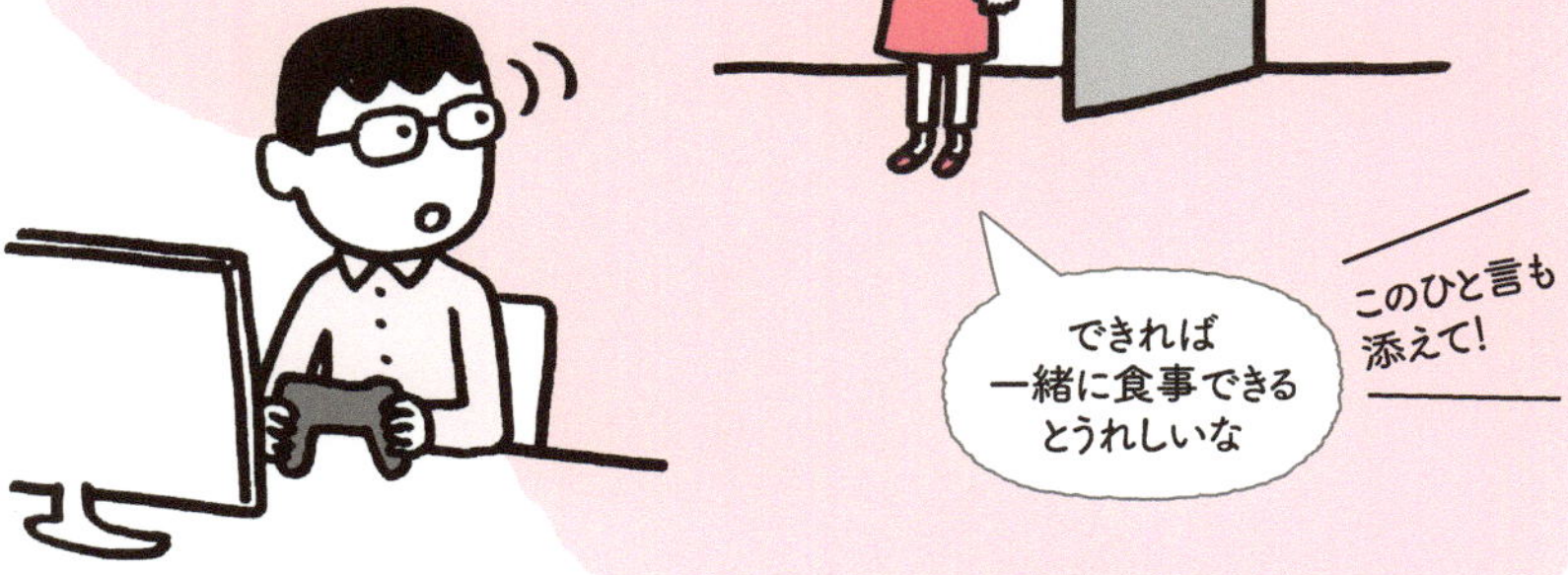
できれば
一緒に食事できる
とうれしいな
このひと言も
添えて!

親自身のがんばりを認め、自分の生活を豊かにする

親側の余裕が大事

親は、こうしたトレーニングにとり組む自分たちのがんばりを素直に認め、生活を楽しむ心の余裕をもちましょう。夫婦の会話を大切にして、夫婦関係の改善にも努めてください。親が肯定的な気持ちになって家庭の雰囲気がなごむと、子どもの心にも変化が生じてきます。

ますはここから!

心身が喜ぶことをする

子どものネットゲーム依存のことで頭がいっぱいになり、抑うつ状態の人も。気持ちに余裕がないと、子どもの支援者にはなれない。まず自分のための時間を確保する。

- [ ] ひとりでリラックスする時間をもつ
- [ ] 友だちとおしゃべりする
- [ ] 自分が心落ち着くことをする
- [ ] 映画や舞台を観に行く
- [ ] カラオケに行く
- [ ] おいしい食事をとる
- [ ] 美容室に行く
- [ ] エステやマッサージに行く
- [ ] コスメやバッグ、洋服を買う
- [ ] 習いごとを始める

やってみよう！

依存について相談できる先を増やす

ネットゲーム依存の専門の医療機関では、親のカウンセリングや家族教室を開催している。ネットゲーム依存について話せる場所を増やし、最終的に家族関係を修復していく。

Step 1 カウンセリングを受ける

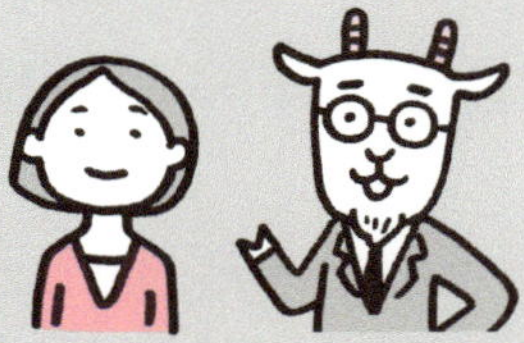

依存を扱っている専門医療機関で相談する。最初はひとりで受けてもOK。

Step 2 家族教室に参加する

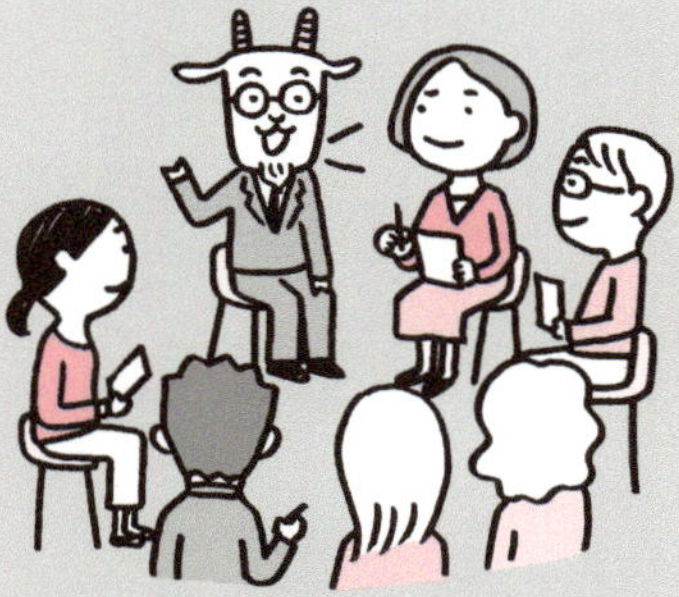

ネットゲーム依存の悩みをもつ家族が集まる会などに参加し、お互いの悩みを分かち合う。

Step 3 ほかの家族もカウンセリングを受ける

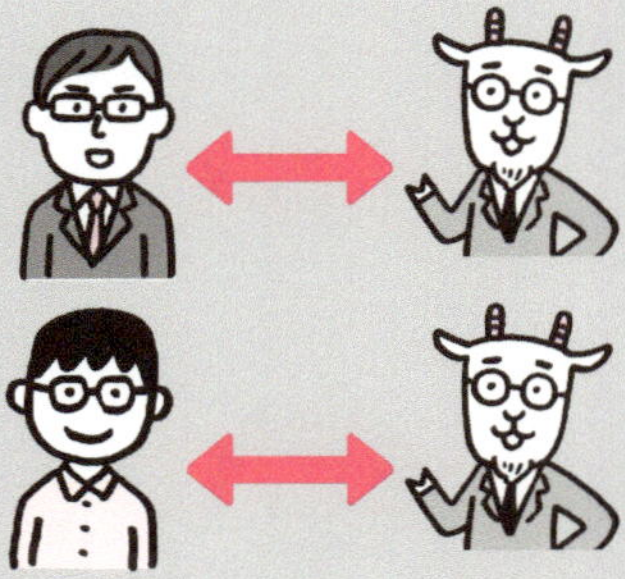

必要に応じて、ほかの家族や子ども自身も専門医療機関でカウンセリングを受ける。

Step 4 家族関係を修復する

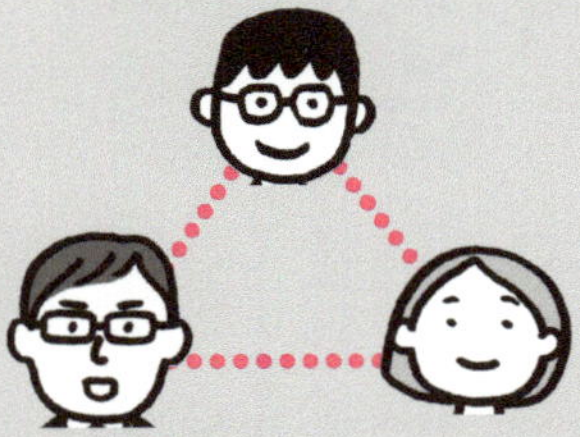

家族全員で問題を共有し、ネットゲーム依存についての理解が深まることで、家族関係が修復し、依存を脱することができる。

子どもに変化が見られたら、ゲームから離れる手伝いをする

さりげなくボソッと提案する

親が家族会に参加するなどして子どもを理解し始めると、子どもは敏感に変化を感じとります。「お母さん、なんだか変わって気持ちわるい」などと口にすれば、交流の兆しかもしれません。親は正直な気持ちを伝え、医師への受診やカウンセリングを提案してみましょう。さりげなくボソッと言うのがコツです。

こんな発言が出てきたら！

子ども自身の変わりたいという気持ちをサポートする

親の対応が変わったことで、子ども自身も変わろうとし始める。変化の兆候を見逃さず、子どもの意思を尊重しながら、治療に行くよううながしていくことが大切。

兆し 1 親の変化に気づく

親がこれまでと違う対応をしていることに不審を抱きつつも、関心を示したときが、関係性修復のチャンス。

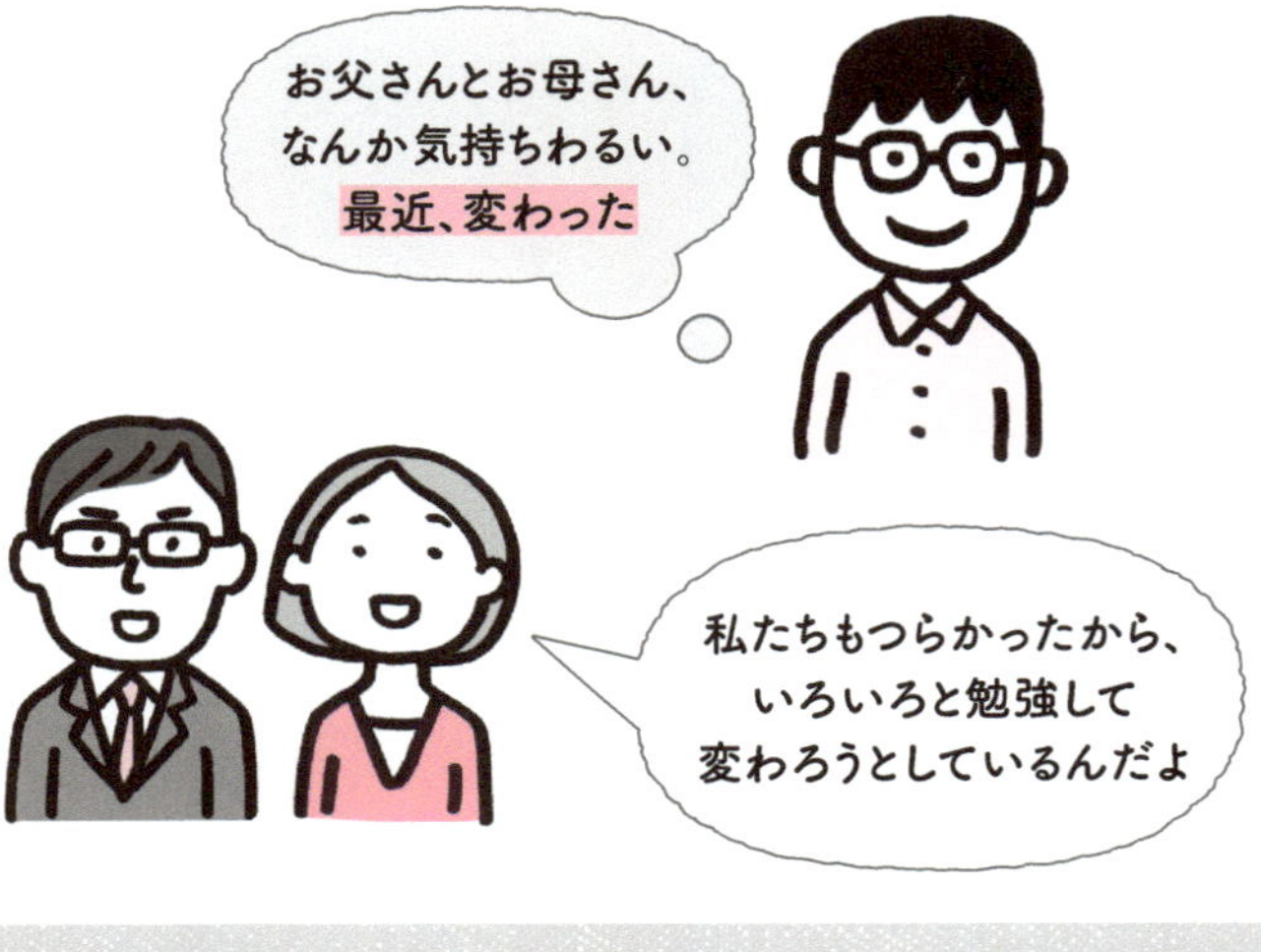
お父さんとお母さん、
なんか気持ちわるい。
最近、変わった
私たちもつらかったから、
いろいろと勉強して
変わろうとしているんだよ

兆し 2　親に探りを入れる

親が自分をどう思っているのか、評価しているのかを探ろうとしたら、肯定的な言葉で支援を申し出る。

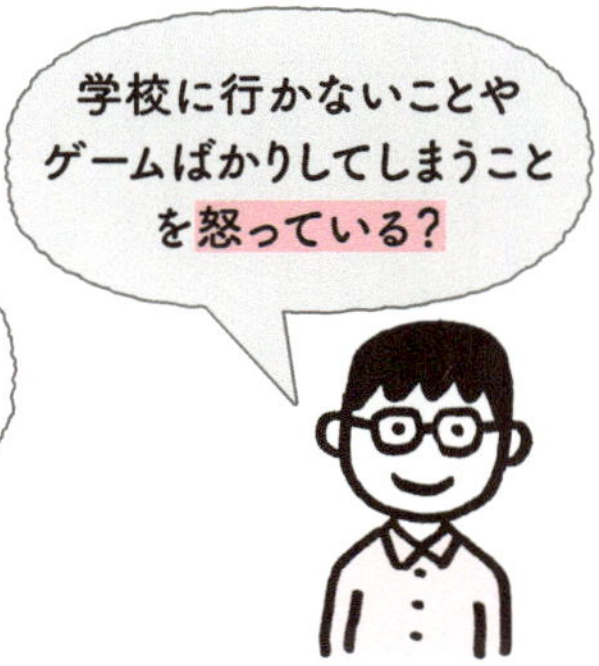
学校に行かないことや
ゲームばかりしてしまうこと
を怒っている？

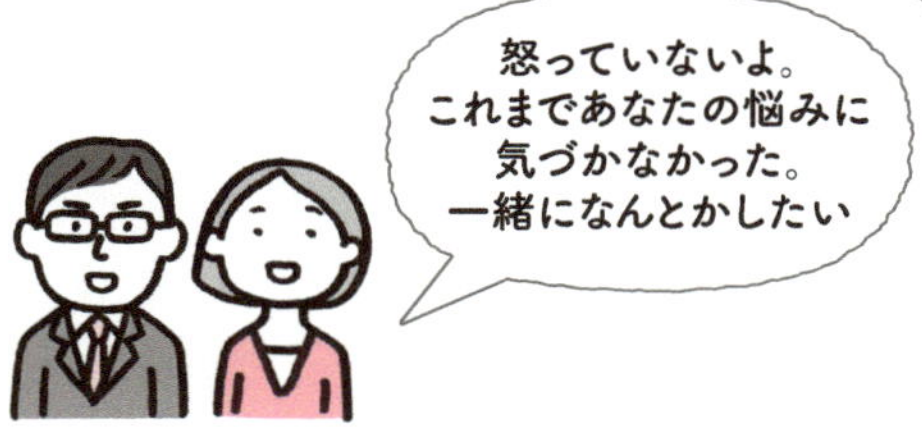
怒っていないよ。
これまであなたの悩みに
気づかなかった。
一緒になんとかしたい

兆し 3　ゲームから離れたがる

子どもが自らゲームと距離をとりたがったら、「ゲームはいつでもしていいよ」という選択の余地を残しながら離れる方法（Part３参照）を提案する。

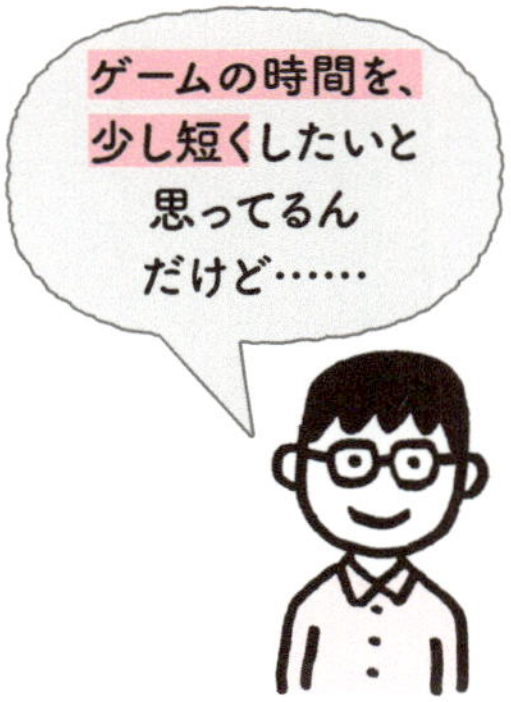
ゲームの時間を、
少し短くしたいと
思ってるん
だけど……

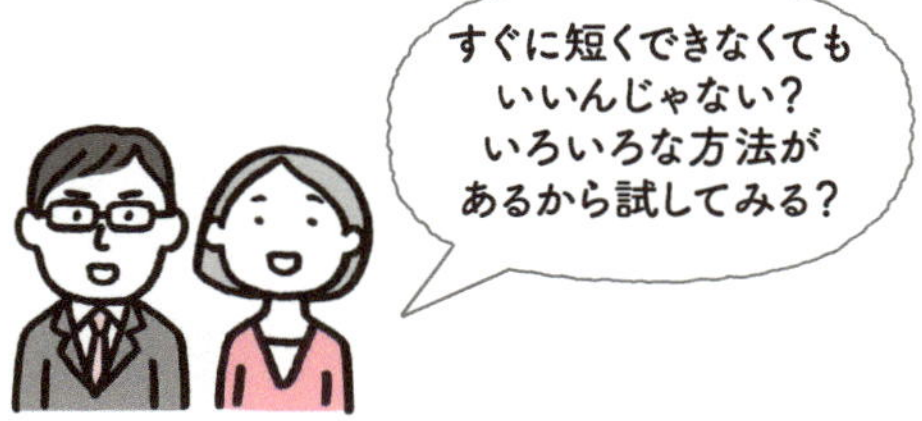
すぐに短くできなくても
いいんじゃない？
いろいろな方法が
あるから試してみる？

兆し 4　治療に関心を示す

専門医療機関やカウンセリングについて関心を示したら、そこが安全な場所だと伝える。決して無理強いせず、本人の意思を尊重しながら誘導する。

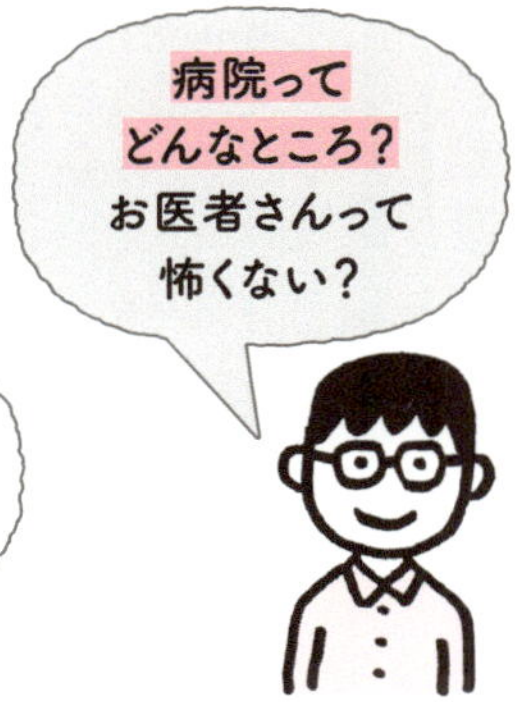
病院って
どんなところ？
お医者さんって
怖くない？

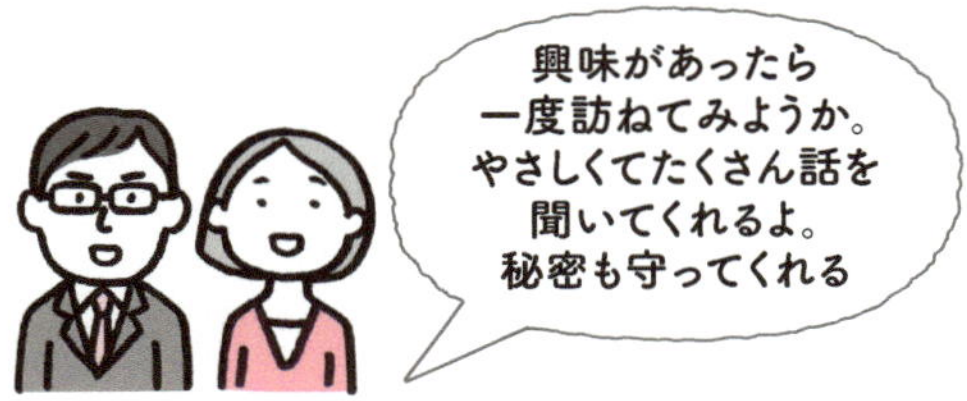
興味があったら
一度訪ねてみようか。
やさしくてたくさん話を
聞いてくれるよ。
秘密も守ってくれる

専門医療機関・家族教室

専門家の助言を受け、依存症の家族トレーニングを行う

CRAFTは、アメリカの依存症研究の第一人者である、ロバート・J・メイヤーズ博士によって開発された、依存症者家族向けのコミュニケーションのトレーニングです。

依存症者と接する家族が、適切なコミュニケーションの方法を学ぶことで、治療にとてもいい効果を及ぼします。開発されたアメリカでは、CRAFTを用いた治療の約7割に成功例が見られたといいます。

家族教室に参加し、CRAFTトレーニングを受ける

CRAFTは、先に紹介したような基本的視点をベースにした手法ですが、理論だけでは実践できません。インストラクターがいる家族教室などに参加して、トレーニングを受ける必要があります。

家族教室では、同じ立場の人たちが集まるので、孤軍奮闘していた親も孤立感から抜け出すことができます。

親子関係と心の病 を理解したいなら

もっと理解を深めたいなら、こんな本を読んでみよう!

『子どもの脳を傷つける親たち』

友田明美 著　NHK出版 刊

暴言、体罰だけでなく、親が子育てに一生懸命になるほどやりがちな言動が、子どもを傷つける。その強度や頻度が増すと、子どもの脳にダメージを与えてしまう。小児精神科医による「マルトリートメント(不適切な養育)」の科学的検証。

『子は親を救うために「心の病」になる』

高橋和巳 著　筑摩書房 刊

ひきこもりの子どもの治療を行ってきた精神科医が語る、親子関係と子どもの心理。子どもが抱える親への思いと葛藤が、思春期特有の心の病を生み出す。苦しむ子どもを救うために、親がどう変わればいいのかを知る手がかりになる。

具体的にはインストラクターの指導に従って、もやもやした感情を言葉にし、適切な言い方ができるようにシミュレーションを行います。言葉をセリフとして覚え発しても、感情や場面に沿うこなれた言い方をしないと役に立ちません。演劇ワークショップのような形で指導を受けることが、とても役に立つのです。

子どもの矛盾は、無批判で受け止める

ＣＲＡＦＴの基本は、相手と対立したり、相手を支配したりしないことにあります。

例えば、親子で感情的な和解が進むようになると、子どもが「退学はいやだけど、ゲームもやりたいんだよね」と、矛盾した考えを口にすることがあります。

こんなとき親は、「それは無理だよ」と、矛盾を指摘して会話を終えてはいけません。「そうなんだね。いまは、退学もいやだけどゲームもやりたい気持ちなんだね」と、共感的に受け止めます。

すると、子どもはその言葉で自分の発言の矛盾に気づき、「ではどうするのがよいか」と、自分の頭で考え始めます。

このように、親の役目は、子どもが自分で自分の「ニーズの矛盾」に

依存に向かう心情を理解したいなら

『人はなぜ依存症になるのか　自己治療としてのアディクション』

エドワード・J・カンツィアン、
マーク・J・アルバニーズ 著
松本俊彦 訳　　星和書店 刊

依存におちいる人が、無意識のうちに自分の心的苦痛を緩和しようと、依存に至るプロセスについてわかりやすく解説。心的苦痛の種類をさまざまな視点で捉え、依存者を理解する助けになる。

『本当の依存症の話をしよう　ラットパークと薬物戦争』

スチュアート・マクミラン 著・イラスト
松本俊彦、小原圭司 著・訳
井口萌娜 訳　　星和書店 刊

社会派漫画家による依存症問題の本質を探るノンフィクション漫画が収録されている。日本の精神科医・研究者による解説つき。依存問題の研究の歴史とともに、依存が起こる根本原因が「環境」にあることを知らしめる一冊。

気づくサポートをしてあげることなのです。

反発したら、抵抗したことそのものを受け止める

親に「ゲーム時間を減らしてほしい」「朝ちゃんと起きてほしい」などの思いがあることを感じとると、子どもはそれに抵抗し「そんなにすぐには変われないよ」と、反発することがあります。

そんなときにも、「そうだね。そんなにすぐ変われないよね」と、オウム返しで子どもに共感を示しましょう。その言葉で、子どもは心の底では変わりたいのに、すぐには変われないという「ニーズの矛盾」に気づきます。同時に、できない自分を親に受け入れてもらえ、自分の存在が尊重されたと感じて、自己肯定感を高めることができます。依存症の根底には自己否定や自信喪失感があるので、自己肯定感を高めることが治療につながっていくのです。

ＣＲＡＦＴのトレーニングは、依存症の家族の対応にかぎらず、さまざまな人間関係にも役立ちます。相手を尊重しながら、自分の気持ちを伝えることができ、お互いに自立した関係を築くことができるからです。一度マスターすれば、一生使えるノウハウになります。ぜひ、家族でとり組んでみてください。

CRAFT を理解したいなら

『CRAFT（クラフト）──アルコール・薬物・ギャンブルで悩む家族のための7つの対処法』

吉田精次、
ASK（アルコール薬物問題全国市民協会）著
アスク・ヒューマン・ケア 刊

CRAFT のプログラムを、日本人仕様に改定。アルコールや薬物依存症の本人と家族のためのワークブック。本書の Part4 で紹介したネットゲーム依存向け CRAFT の方法の原型。理論と実践方法がわかりやすくまとまっている。

『CRAFT　依存症者家族のための対応ハンドブック』

ロバート・メイヤーズ、ブレンダ・ウォルフ 著
松本俊彦、吉田精次 監訳　渋谷繭子 訳
金剛出版 刊

科学的立証に基づく行動原理を用いた依存症者と家族のための CRAFT プログラム。開発者の依存症研究の第一人者ロバート・J・メイヤーズ博士による理論と具体的手法を紹介。ひきこもりの家族支援での活用が期待されている。実践者のためのテキストブック。

おわりに

子どもがネットゲームに依存する理由は、じつに多様です。いじめ、虐待、進学校での孤独な生活、両親の不仲やアルコール問題、教師の不条理な指導……決して親や教師がわるいということではありません。ストレスフルな社会で、大人も仕事や家庭の問題に追い詰められます。結果的にそれが子どもに向かってしまうのでしょう。

子どものネットゲーム依存は、つながりを失った家族に対するSOSのサインです。CRAFTや家族相談を利用し、家族のつながりを見直しましょう。これらにとり組むことで、大人と子どもが「同盟関係」を結ぶことができます。対立、反目がなくなり、協調できるようになると、ネットゲーム依存だけでなく、双方が抱える諸問題を解消できるようになります。

「この子がネットゲーム依存になってくれてよかった。高い社会・経済的ステイタスで糊《こ》塗《と》されていた自分自身のこれまでや夫婦間の問題に目を向け、それを緩和・解消するきっかけになった」という親御さんまでいるのです。

心のSOSの出し方、出され方上手になるきっかけとして、ネットゲーム依存をいかす視点が大切です。関係を構築できれば、子どもたちは現実世界に居場所をとり戻し、将来に向かっていくことができます。

花田照久（はなだ・てるひさ）

精神科医。周愛巣鴨クリニック院長。精神保健指定医。昭和53年昭和大学医学部卒業。同大学精神科、三原病院（広島県）を経て、1995（平成7）年から19年間東京武蔵野病院リハビリテーション部長として外来患者の治療・地域生活支援に尽力する。2014（平成26）年医療法人社団利田会周愛利田クリニック副院長、2019（平成31）年、周愛荒川メンタルクリニック院長を経て、2021（令和3年）年8月より周愛巣鴨クリニック院長に就任。司法精神医学に基づく精神鑑定経験多数。また地域の精神保健福祉に根ざした保健所での精神保健相談も担当。

八木眞佐彦（やぎ・まさひこ）

社会保健福祉士・社会福祉士。周愛巣鴨クリニック部長。東北福祉大学社会福祉学部卒業。2004（平成16）年から法務省東京保護観察所に初代社会復帰調整官として配属。2013（平成25）年8月から医療法人社団利田会に勤務。利田周太理事長に師事の下、若年依存症と生き難さをテーマに当事者・家族双方の支援に取り組む。同法人周愛荒川メンタルクリニックを経て、現在は周愛巣鴨クリニックでゲーム障害・ネット依存の家族、お子さん（当事者）の個別相談及び家族教室を継続して担当。支援者へのスーパーバイズのほか、ゲーム障害・ネット依存に関する取材対応及び自治体、学校など主催の講演多数。厚生労働省・消費者庁のゲーム障害対策委員会にて有識者としてプレゼンテーションを行う。

●周愛巣鴨クリニック　東京都豊島区巣鴨1-27-2
電話：03-6902-1451
URL　http://www.shuai-sugamo.jp

心のお医者さんに聞いてみよう
ゲーム依存《いぞん》からわが子《こ》を守《まも》る本《ほん》
正しい理解と予防・克服の方法

2019年11月30日　初版発行
2024年6月18日　5刷発行

監修者・・・・・・・・花田照久《はなだてるひさ》・八木眞佐彦《やぎまさひこ》
発行者・・・・・・・・塚田太郎
発行所・・・・・・・・株式会社大和出版
東京都文京区音羽1−26−11　〒112−0013
電話　営業部03-5978-8121／編集部03-5978-8131
https://daiwashuppan.com

印刷所・製本所・・・・株式会社デジタルパブリッシングサービス

ISBN978-4-8047-6337-8